Monthly Book

Medical Rehabilitation

編集企画にあたって………

　平均寿命の延長と高齢者人口の増加により，疾病を有する高齢者が増加している．一方，手術手技の改良や麻酔管理の進歩とともに，多職種の介入による周術期管理も進歩してきており，手術成績は目覚ましく向上している．そのため以前は手術適応とならなかった高齢者も，単に年齢だけで制限されることはなくなってきている．胸部外科領域の手術は侵襲性が高く，ハイリスクの症例が少なくない．また術後合併症の予防も術後の QOL 向上のためには重要である．本特集号では，手術治療の進歩と臨床現場の実情について，国内において数多くの症例を経験している施設の先生方に執筆していただいている．

　代表的な疾患として，呼吸器外科領域から肺癌，肺移植，食道外科領域から食道癌を取り上げ，それらの外科手術における周術期リハビリテーション治療について解説していただいている．

　はじめに，呼吸器外科と食道外科の本邦における手術の実情を筆者が紹介した．

　次に，呼吸器外科領域については，周術期のリハビリテーション治療の実際，多職種介入による周術期管理のプログラムを 2 施設から紹介していただいている．

　国内での肺移植手術は，1998 年に生体肺移植が初めて行われ，2020 年末までに 838 例実施された．近年では 2018 年 72 例，2019 年 92 例と年々増加している．内科的治療の限界に追い込まれた患者は消耗しており，全身状態は極めて不良であり，移植に特有な周術期リハビリテーション治療および栄養管理について，2 施設での実情をまとめていただいた．

　食道外科領域については，早期離床および運動療法の有用性について，2 つの施設での実情をまとめていただいた．また術後は，栄養摂取の再開が重要な問題であり，栄養評価，嚥下機能評価を行い，嚥下機能障害があった場合には，どのような練習を実施するか詳細に解説していただいた．

　手術患者の術後 QOL を向上させるために重要なリハビリテーション治療について，数多くの症例を経験している施設から，詳細かつ，明快に解説いただいた．これらの周術期の取り組みは，胸部外科領域の手術にとどまらず，他の手術の周術期リハビリテーション治療にも活かせる内容であり，明日からの日常診療に活かしていただければ幸いである．

2021 年 9 月
小山照幸

JN117585

Key Words Index

Writers File

ライターズファイル（50音順）

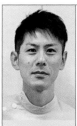

入江将考
（いりえ まさたか）

1998年	労働福祉事業団 九州リハビリテーション大学校理学療法学科卒業
1998年	国家公務員共済組合連合会 新小倉病院リハビリテーション部
2016年	同．理学療法主任

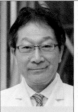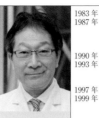

千田益生
（せんだ ますお）

1983年	岡山大学医学部卒業
1987年	同大学大学院医学研究科（整形外科学専攻）修了 高知県立子鹿園医療，係長
1990年	岡山大学整形外科，助手
1993年	Australia Royal Perth Rehabilitation Hospital 留学
1997年	岡山大学整形外科，講師
1999年	同大学医学部附属病院リハビリテーション部，助教授
2004年	同大学病院総合リハビリテーション部，部長
2007年	同，准教授
2010年	同，教授

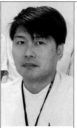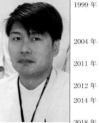

樋口謙次
（ひぐち けんじ）

1999年	国際医療福祉大学保健学部理学療法学科卒業 東京慈恵会医科大学附属病院リハビリテーション科
2004年	国際医療福祉大学大学院保健医療学修士課程修了
2011年	東京慈恵会医科大学附属病院リハビリテーション科，主任
2012年	東京大学附属柏病院リハビリテーション科，主任
2014年	国際医療福祉大学大学院保健医療学博士課程修了
2018年	東京慈恵会医科大学附属柏病院リハビリテーション科，係長

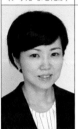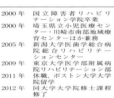

兼岡麻子
（かねおか あさこ）

2000年	国立障害者リハビリテーション学院卒業
2000年	埼玉県立小児医療センター・川崎市南部地域療育センターほか兼務
2005年	新潟大学医歯学総合病院総合リハビリテーションセンター
2009年	東京大学医学部附属病院リハビリテーション部
2011年	休職，ボストン大学大学院留学
2012年	同大学大学院修士課程修了
2015年	復職
2016年	同大学大学院博士課程修了
2020年	東京大学医学部附属病院リハビリテーション部，言語聴覚療法主任
2021年	同病院摂食嚥下センター，副センター長

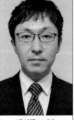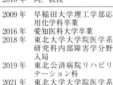

高橋 諒
（たかはし りょう）

2009年	早稲田大学理工学部応用化学科卒業
2016年	愛知医科大学卒業
2018年	東北大学大学院医学系研究科内部障害学分野入局
2019年	東北公済病院リハビリテーション科
2021年	東北大学大学院医学系研究科内部障害学分野

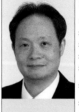

芳川豊史
（よしかわ とよふみ）

1997年	京都大学医学部卒業 同大学胸部疾患研究所外科
1998年	高知市立市民病院呼吸器外科
2000年	静岡県立静岡病院胸部心臓血管外科
2003年	京都大学医学部附属病院呼吸器外科
2004年	同大学大学院医学研究科呼吸器外科学専攻
2007年	同大学大学院医学研究科寄附講座臓器機能保存学，助教
2008年	カナダ国トロント大学胸部外科クリニカルフェロー
2009年	京都大学大学院医学研究科呼吸器外科学，助教
2014年	同，講師
2019年	同，准教授 名古屋大学大学院医学系研究科呼吸器外科学，教授

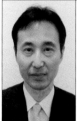

小山 照幸
（こやま てるゆき）

1985年	聖マリアンナ医科大学卒業
1991年	同大学大学院卒業（医学博士）
2006年	東京都リハビリテーション病院
2008年	聖マリアンナ医科大学東横病院心臓病センター
2011年	東京都健康長寿医療センターリハビリテーション科
2019年	亀田リハビリテーション病院，副院長／亀田総合病院リハビリテーション科，部長
2021年	鴨川市立国保病院，病院長

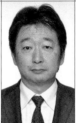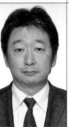

中野 徹
（なかの とおる）

1993年	東北大学医学部卒業 山形市立病院済生館
1996年	東北大学第二外科入局
2000年	東北大学大学院卒業（医学博士）
2001年	米国コーネル大学医学部留学
2003年	JA秋田厚生連由利組合総合病院外科
2007年	東北大学病院移植再建内視鏡外科，医員
2011年	同，助教
2016年	同大学大学院先進外科学分野，講師
2017年	東北医科薬科大学医学部消化器外科，准教授

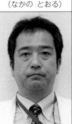

佐藤 弘
（さとう ひろし）

1993年	国立浜松医科大学医学部附属病院第一外科，研修医 静岡県立総合病院麻酔科，研修医
1994年	東京都立広尾病院外科，非常勤医員
1996年	国立東静病院外科，レジデント
1997年	国立がんセンター中央病院外科，レジデント
2000年	同病院食道外科，がん専門修練医
2002年	静岡県立静岡がんセンター食道外科，副医長
2004年	同，医長
2012年	埼玉医科大学国際医療センター消化器外科，准教授
2017年	同センター栄養部，部長併任
2018年	同センター消化器外科，教授

原田洋明
（はらだ ひろあき）

1996年	熊本大学医学部卒業 同大学第一外科入局
1997年	下関医療センター外科
1999年	人吉医療センター外科
2000年	兵庫県立がんセンター呼吸器外科，レジデント
2001年	同，医長
2003年	米国コロンビア大学留学・ミシガン大学留学
2006年	人吉医療センター胸部外科，医長
2008年	呉医療センター呼吸器外科
2016年	同，医長
2017年	東広島医療センター呼吸器外科，部長

Contents

胸部外科手術の進歩と術前術後のリハビリテーション診療

編集企画／鴨川市立国保病院病院長　小山照幸

Monthly Book

MEDICAL REHABILITATION No. 266/2021.10 **目次**

編集主幹／宮野佐年　水間正澄

読んでいただきたい文献紹介

　臨床研究において把握しておきたいことは，ベンチマークである．まずは自施設における臨床データをまとめることから始めることが重要であるが，それが他施設と比較してどうなのか，そして日本人のデータベースと比べてどうなのか．さらには海外のデータと比較してどうなのかを検討する必要がある．

　国内においては，厚生労働省をはじめとする国の行政機関は古くから統計データを蓄積している．また近年，各学会規模でデータベースが構築され，全国の施設のデータが集積されている．外科系臨床学会は，専門医制度と連動して2010年に一般社団法人National Clinical Database(NCD)を設立した．専門医を取得するためには，経験手術の実績を申請しなければならず，必然的に多くの症例登録が行われる．登録されているデータは該当領域手術の95％以上であり，これにより国内の信頼性が極めて高い手術症例データベースが構築されている．

　一方，リハビリテーション領域では，2012年に設立され日本リハビリテーション・データベース協議会(Japan Association of Rehabilitation Database；JARD)が，リハビリテーション医学・医療の質の向上に資することを目的として，リハビリテーションにかかわるデータベースを構築・運用している．

　DPCデータは診療報酬に関しての入院患者のデータベースである．全国規模の診療の実態を知ることができ，様々な疾患を多方面から分析し，我が国の医療制度の方向性を決める資料になっている．しかし各医療機関から提出される項目は予め設定された限られた項目であり，結果を考察する際には注意が必要である．

　NDBオープンデータも保険診療に基づいた診療データであるが，診療行為のすべてが網羅されているわけではない．保険診療の規定に則った治療のデータであり，それ以外の請求できない手技や自由診療などは反映されていないが，全国規模の医療状況を把握することができる．

　今回のテーマである胸部外科疾患の周術期リハビリテーション治療のDPCデータを用いた周術期の呼吸リハビリテーションの効果の研究[1]と，高齢肺癌手術患者の歩行機能に関する大規模コホート研究[2]を紹介する．

1) Fujimoto S, et al : Effect of combination of pre- and postoperative pulmonary rehabilitation on onset of postoperative pneumonia : a retrospective cohort study based on data from the diagnosis procedure combination database in Japan. *Int J Clin Oncol*, 24(2) : 211-221, 2019. doi : 10.1007/s10147-018-1343-y. Epub 2018 Aug 25.
2) Saito H, et al : Impact of age on the recovery of six-minute walking distance after lung cancer surgery : a retrospective cohort study. *Gen Thorac Cardiovasc Surg*, 68(2) : 150-157, 2020. doi : 10.1007/s11748-019-01191-7. Epub 2019 Sep 4.

（小山照幸）

MB Med Reha No.266：1-9, 2021

特集／胸部外科手術の進歩と術前術後のリハビリテーション診療

胸部外科手術の現状

小山照幸*

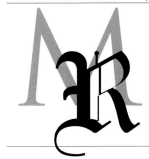

Abstract 日本人の死因の1位は悪性新生物であり，近年増加している．胸部外科領域における肺癌と食道癌に対する一番確実な治療法は手術であり，その現状を紹介した．肺癌の罹患数は2018年に122,825人で，臓器別がんの罹患数では男性4位，女性3位である．男性が女性の2倍で，年代別では50歳代から増加し，70歳代前半をピークに100歳まで分布しており，70歳代で約4割を占めていた．手術数は毎年増加しており，2018年44,859件，男性は女性の1.5倍で，50歳代から増加し，70歳代前半にピークがあり90歳まで実施されていた．65〜79歳で64%を占めていた．手術死亡率は減少傾向であった．食道癌の罹患数は2018年25,920人で，男性が女性の約5倍であった．年代別では50歳代前半から増加し始め，60歳代後半にピークがあり，65〜79歳で約6割を占めていた．手術数は2014〜18年の間では，約6,000件でほぼ横ばいであった．近年，内視鏡を用いた低侵襲食道切除術が約3分の2を占めており増加傾向であった．術後死亡率は減少傾向であった．

Key words 胸腔鏡手術（video-assisted thoracoscopic surgery；VATS），摘出後自家肺移植術（post-extraction autologous lung transplantation），低侵襲食道切除術（minimally invasive esophagectomy；MIE），ロボット支援手術（robot-assisted procedure），NDBオープンデータ（national database open data）

はじめに

胸部外科手術の対象疾患は主に癌である．日本人の死因の1位は悪性新生物で，近年増加傾向にあり，2019年にがんで死亡した人は376,425人（男性220,339人，女性156,086人）であった[1]．がんの死亡者数は増加し続けているが，人口の高齢化の影響を取り除いた年齢調整率でみると，1990年代半ばをピークに減少している．また新たに診断されたがんは2018年に980,856人（男性558,874人，女性421,964人）（全国がん登録）で，人口の高齢化を主な要因として増加している[2]．しかし人口の高齢化の影響を除いた年齢調整率でみると，がんの罹患は2010年前後まで増加したが，その後は横ばいである．

本稿では，一般胸部外科（呼吸器外科手術）と食道疾患手術について近年の現状を紹介する．

一般胸部外科（呼吸器外科手術）

臓器別の死亡数で肺癌は，男性では1番多く，女性は2番目に多い[1]．しかし近年，男性，女性とも減少傾向にある[3]．2018年の臓器別癌の罹患数では，肺は男性第4位，女性3位であった[2]．肺癌の罹患は，ここ3年で男女ともに減少している（**図1**）．性別では男性が女性の2倍であった．年代別にみると，50歳くらいから増加し，70歳代前半をピークに100歳まで分布しており，70歳代で約4割，65〜84歳で約7割を占めていた（**図2**）．

肺癌の基本的な治療方針は，日本肺癌学会の肺癌診療ガイドラインがあり，**図3**に概略を示し

---

* Teruyuki KOYAMA，〒 296-0112 千葉県鴨川市宮山233 鴨川市立国保病院リハビリテーション科，病院長

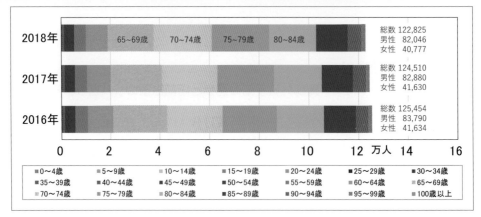

図 1. 肺癌年代別罹患者数（全国がん登録罹患データ）

（文献 2 より）

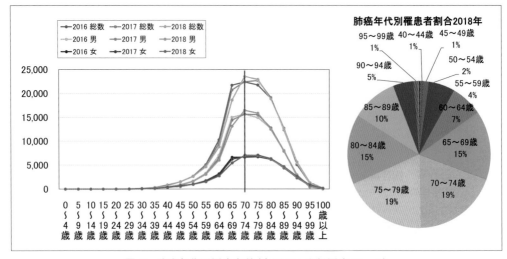

図 2. 肺癌年代別罹患者数（全国がん登録罹患データ）

（文献 2 より）

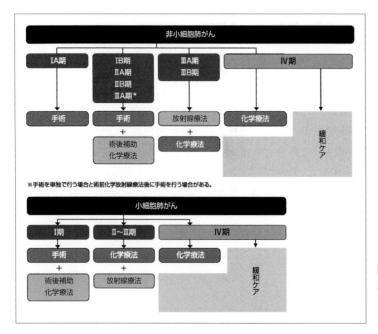

図 3.
肺癌の治療方針の概略
（文献 4 より作成）

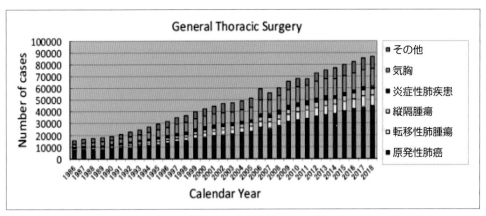

図 4. 胸部外科手術件数の年次推移

（文献 5 より）

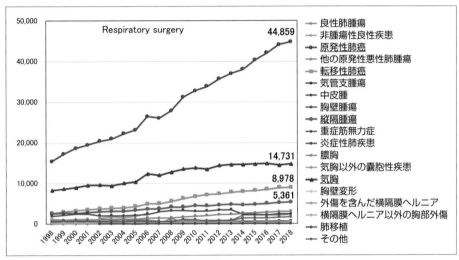

図 5. 胸部外科手術件数の年次推移

（文献 5 より）

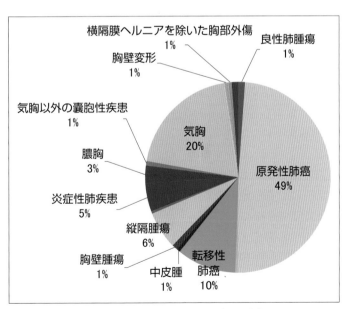

図 6. 胸部外科手術の内訳(2018 年)

（文献 5 より）

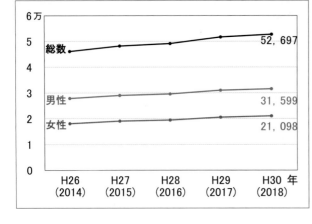

図 7.
肺悪性腫瘍手術の年次推移
（文献 6 より）

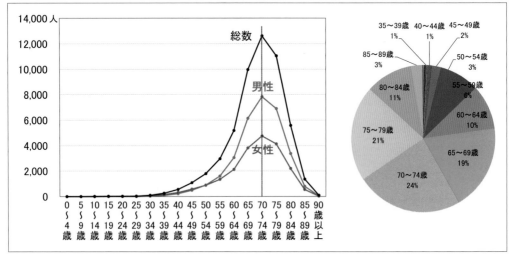

図 8. 肺悪性腫瘍手術患者の年齢分布（平成 30（2018）年度）

（文献 6 より）

た[4]．非小細胞肺癌の Ⅰ 期〜Ⅲ 期の標準的な治療は手術であり，治療成績が最も良い．

胸部外科領域の手術件数については，日本胸部外科学会で毎年報告されており，1986〜2018 年までの手術件数は年々増加しており，2018 年には 86,589 件と報告されている（図 4）[5]．1998〜2018 年までの疾患別手術件数を図 5 に示したが，原発性肺癌が最も多く，2018 年には 44,859 件であり，全体の 49％の割合であった（図 6）．肺葉切除術は 31,365 件で全体の 70％であった．胸腔鏡下肺葉切除術は，22,880 件で全肺葉切除術の 73％であった．次に多かった手術は，気胸で 14,731 件（20％），3 番目に転移性肺癌 8,978 件（10％），4 番目に縦隔腫瘍 5,361 件（6％）であった．

保険診療の観点からみると，厚生労働省が公表している NDB オープンデータの「肺悪性腫瘍手術」の算定件数の推移では，年々増加しており，平成 30（2018）年度は総数 52,697 件，男性 31,599 件，女性 21,098 件であり，男性は女性の約 1.5 倍であった（図 7）[6]．年代別にみると，50 歳代から増加し，70 歳代前半にピークがあり 90 歳近くまで実施されていた（図 8）．65〜79 歳で 64％を占めていた．

原発性肺癌手術の術後死亡率は，年々低下しており，2018 年では 30 日死亡率 0.2％，病院死亡率 0.5％であった（図 9）[5]．

肺癌手術は，開胸操作（呼吸筋・肋骨切離）や肺切除を行うため，術後の呼吸機能は低下する．末梢小型肺癌では，胸腔鏡手術や，区域切除・楔状切除など縮小手術で済むため，呼吸機能は温存されるが，肺門部や隣接臓器に浸潤した進行肺癌では，肺全摘除や隣接臓器合併切除をせざるを得

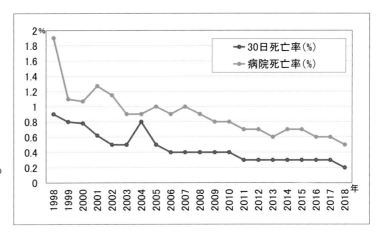

図 9.
原発性肺癌手術の術後死亡率の
年次推移
（文献 5 より）

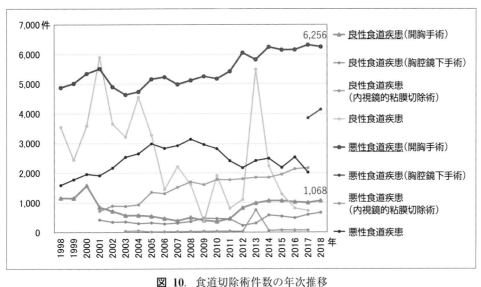

図 10. 食道切除術件数の年次推移

（文献 5 より）

ず，侵襲は大きくなる．しかし近年，化学療法・放射線療法の進歩，医療技術の向上によって，局所進行肺癌は，機能を温存しつつ，完全切除することも可能になっている．

　肺を全摘除すると，術後の生活の質(QOL)は著明に低下するとともに，手術関連死亡率も高い．右肺全摘除術後の周術期に気管支瘻を合併し，死腔に伴う膿胸などの合併症を併発すると治療が長期化する．そのため肺全摘をできるだけ避けるために，術前導入療法，気管・気管支ならびに肺血管の形成手技，摘出後自家肺移植(bench surgery)などを考慮する．術前導入療法は，微小遠隔転移を抑制するとともに，局所病変の縮小効果により肺全摘術を回避できる可能性がある．気管・気管支形成術は，根治性と呼吸機能温存とを

両立させる術式であるが，急性期の気管支縫合不全や気管支肺動脈瘻など致死的な合併症を併発する危険性が高くなる．そのため吻合部の被覆も重要であり，胸腺・心膜周囲脂肪組織を使用する場合が多いが，術前に放射線療法が加わった症例，低呼吸機能例，糖尿病合併例などでは，豊富な血流と十分な被覆を可能とする肋間筋や大網弁も使用される．

　肺門部肺癌に対する摘出後自家肺移植は，肺移植の技術を応用した術式で，肺を全摘除後，肺保存処理を施行してから，腫瘍の浸潤がない部分を分離し，体内に戻すという方法である．

食道疾患手術

　食道疾患の手術では，食道癌に対する手術が一

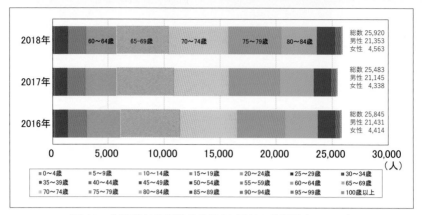

図 11. 食道癌年代別罹患者数（全国がん登録罹患データ）

（文献 2 より）

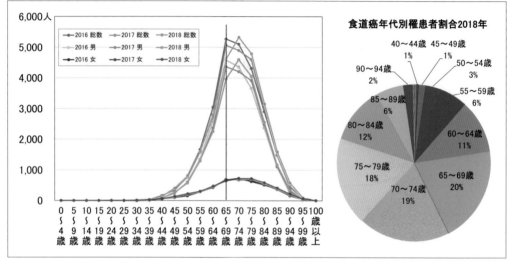

図 12. 食道癌年代別罹患者数（全国がん登録罹患データ）

（文献 2 より）

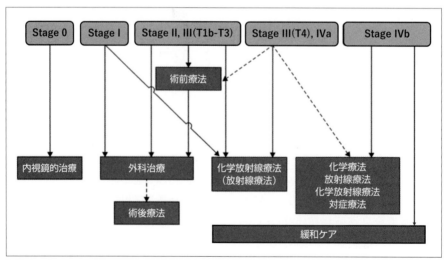

図 13. 食道癌の治療方針の概略

（文献 7 より作成）

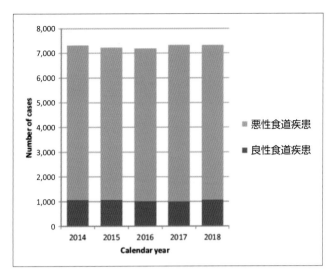

図 14.
食道手術数
（文献5より）

凡例：
■ 悪性食道疾患
■ 良性食道疾患

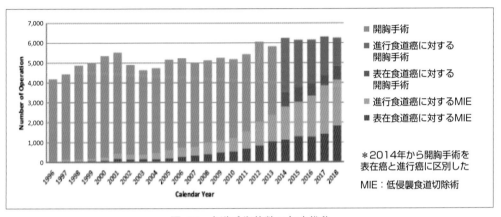

図 15. 食道手術件数の年次推移

凡例：
■ 開胸手術
■ 進行食道癌に対する開胸手術
■ 表在食道癌に対する開胸手術
■ 進行食道癌に対するMIE
■ 表在食道癌に対するMIE

＊2014年から開胸手術を表在癌と進行癌に区別した
MIE：低侵襲食道切除術

（文献5より）

番多い（**図 10**）[5]．食道癌の罹患者数は他の癌と比べると多いほうではないが，2018年新規罹患者数は，25,920人で，男性21,353人，女性4,563人と男性が女性の5倍程度多い（**図 11**）．最近3年間では，ほぼ横ばいである．年代別にみると50歳代前半から増加し始め，60歳代後半にピークがあり，65〜79歳で約6割を占めている（**図 12**）．

2019年部位別がん死亡数では，男性は5番目で9,571人，女性は2,048人であった[2]．

食道癌の治療方針は**図 13**のような日本食道学会の食道癌診療ガイドラインがあり[7]，初期であれば内視鏡的に治療し，リンパ節転移のあるⅡ期〜Ⅲ期では，手術の治療成績が最も良い[6]．

手術数は2014〜18年の間では，毎年7,000件強で，良性疾患が約1,000件，悪性疾患が約6,000件であった（**図 14**）[5]．開腹手術と低侵襲食道切除術（minimally invasive esophagectomy；MIE）と

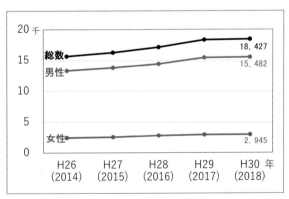

図 16. 食道悪性腫瘍手術数の年次変化
（文献6より）

の関係は，近年MIEが増加しており，2018年には全手術の約3分の2を占めていた（**図 15**）．

手術患者の年齢分布を，保険診療の面からみると，厚生労働省が公表しているNDBオープンデータで，平成26（2014）〜平成30（2018）年度の食

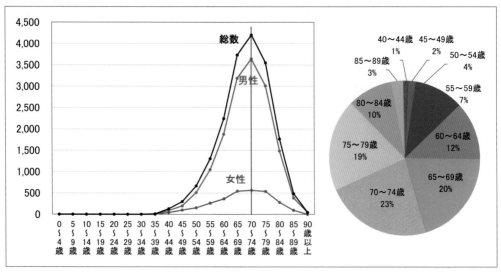

図 17. 食道悪性腫瘍手術患者の年齢分布（平成 30（2018）年度）

（文献 6 より）

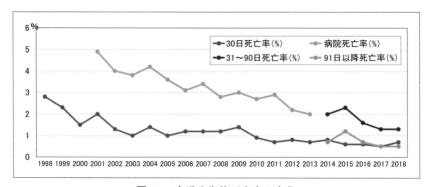

図 18. 食道癌術後死亡率の変化

（文献 5 より）

道腫瘍手術の推移をみると，毎年増加しており，平成 30（2018）年には 18,427 件（男性 15,482 件，女性 2,945 件）で，男性が女性の 5 倍であった（図16）．平成 30（2018）年度の年代別手術患者数分布では，ピークの年代は 70～74 歳で 23％を占めており，90 歳以上でも手術は実施されていた（図17）[6]．

術後の予後は，日本胸部外科学会の年報を 1998年から 21 年間連続してみると，30 日死亡率は1998 年に 2.9％であったが，徐々に低下し 2018 年は 0.8％になっていた（図 18）[5]．病院死亡率も2001 年には 5％あったのが，徐々に低下し，2013年には 2％になっており，その後，集計方法が変わっているが，低下していた．術後死亡率は確実に低下しており，手術技術の進歩，診断，治療法

の進歩の影響と考えられた．

食道癌の治療は，手術が主流であるが，手術は侵襲的な治療であり，合併症の発症率も高い．術後合併症，特に肺炎などの肺合併症は生存率を低下させるため，術後合併症の予防は重要な課題である．術後合併症の低減，患者への侵襲低減のために，近年，MIE やロボット支援手術が導入されてきている．

MIE は 1992 年に Cuschieri ら[8]が報告し，食道を切除するのにビデオアシスト付き胸腔鏡手術と開腹手術を行った．このような胸腔鏡下手術と開腹手術を組み合わせたものを，ハイブリッド MIEと呼び，開胸手術と腹腔鏡手術，胸腔鏡と開腹術，縦隔鏡と開腹術のいずれかと定義されている．そして Luketich ら[9]が初めて報告した胸腔鏡と腹腔

鏡の組み合わせで行われた手術は，完全MIEと呼び，開胸や開腹を行わなかった手術と定義されている．国内のナショナルクリニカルデータベースを分析すると，ハイブリッドMIEは開腹手術と比べ，術後の病状や手術関連死亡率で有意に優れていた[10)11)]．しかしハイブリッドMIEと完全MIEとの比較についてのデータはまだない．

ロボット支援食道切除術は2003年にHorganら[12)]が初めて報告しているが，MIE手術の1つとして実施しているので，RAMIE(robot-assisted MIE)と称している．RAMIEと開腹手術の比較のデータはまだ少ないが，RAMIEは手術関連の全体的な術後合併症率が低いと報告されている．RAMIEはリンパ節切除について有利であるが，MIE手術との優位性についてはまだ結論が出ていない．

手術は他の疾患と比べ，侵襲が大きく，高齢であったり，他の疾患を併存していることもあり，手術が選択できないこともある．手術に代わる治療法としては，化学放射線療法や化学療法，放射線療法単独や，対症療法がある．それでも腫瘍の増殖を抑えることができず，苦痛を和らげるという目的で緩和ケアも考慮される．

文　献

1) 国立研究開発法人国立がん研究センターがん対策情報センター：人口動態統計がん死亡データ．〔https://ganjoho.jp/reg_stat/statistics/dl/index.html#mortality〕
2) 国立研究開発法人国立がん研究センターがん対策情報センター：全国がん登録罹患データ．〔https://ganjoho.jp/reg_stat/statistics/dl/index.html#incidence〕
3) Katanoda K, et al：Updated Trends in Cancer in Japan：Incidence in 1985-2015 and Mortality in 1958-2018-A Sign of Decrease in Cancer Incidence. *J Epidemiol*, **31**：426-450, 2021.
4) 日本肺癌学会：肺癌診療ガイドライン2020年版，金原出版，2021.
5) Committee for Scientific Affairs, The Japanese Association for Thoracic Surgery, Shimizu H, et al：Thoracic and cardiovascular surgeries in Japan during 2018. Annual report by the Japanese Association for Thoracic Surgery. *Gen Thorac Cardiovasc Surg*, **69**(1)：179-212, 2021.
6) 厚生労働省：NDBオープンデータ．〔https://www.mhlw.go.jp/stf/seisakunitsuite/bunya/0000177182.html〕
7) 日本食道学会：食道癌診療ガイドライン　2017年版，第4版，金原出版，2017.
8) Cuschieri A, et al：Endoscopic oesophagectomy through a right thoracoscopic approach. *J R Coll Surg Edinb*, **37**：7-11, 1992.
9) Luketich JD, et al：Minimally invasive esophagectomy：outcomes in 222 patients. *Ann Surg*, **238**：486-494, 2003.
10) Seto Y, et al：National Clinical Database(NCD) in Japan for gastroenterological surgery：Brief introduction. *Ann Gastroenterol Surg*, **1**：80-81, 2017.
11) Yoshida N, et al：Can minimally invasive esophagectomy replace open esophagectomy for Esophageal cancer? Latest analysis of 24,233 Esophagectomies From the Japanese National Clinical Database. *Ann Surg*, **272**(1)：118-124, 2020.
12) Horgan S, et al：Robotic-assisted minimally invasive transhiatal esophagectomy. *Am Surg*, **69**：624-626, 2003.

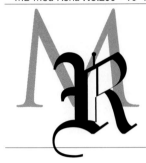

特集／胸部外科手術の進歩と術前術後のリハビリテーション診療

肺癌：術前術後のリハビリテーション治療

入江将考*

Abstract　肺癌患者は，運動耐容能や身体活動性が低下しやすいため，いずれの病期においても運動療法の導入が検討されるべきである．特に肺癌手術症例ではその傾向が強いため，術前術後のリハビリテーションでは，周術期管理の1つとしての早期回復だけでなく，退院後の運動耐容能，QOL，身体活動性といった中長期的なアウトカムの向上まで目指さなければならない．
　術前術後リハビリテーションのゴールは，術後合併症を回避し，速やかに運動耐容能を回復させたうえで早期退院させることである．運動耐容能や下肢筋力はアウトカムの予測因子であるだけでなく，運動療法による修正可能因子でもある．したがって，術前に運動耐容能や下肢筋力を評価し，ハイリスク症例のリスク層別化を行い，術後は早期離床を獲得したうえで，速やかに漸増運動療法を導入することが肝要である．

Key words　非小細胞肺癌(non-small cell lung cancer)，術前術後リハビリテーション(perioperative rehabilitation)，運動療法(exercise training)，早期離床(early mobilization)，運動耐容能(exercise capacity)

I．はじめに：肺癌とリハビリテーション

　肺癌治療は，手術，薬物療法(細胞傷害性抗がん剤，分子標的薬，免疫チェックポイント阻害薬)，放射線療法など，年々標準的治療が刷新され，成績向上が期待されている．一方で，肺癌患者は，疾患そのものの直接要因に加え，これら癌治療による間接的な影響も重なって，運動耐容能や健康関連QOLの低下が蓄積されていく[1]．したがって，あらゆるステージの肺癌患者とサバイバーに対して，癌治療の一環としてリハビリテーションを考慮すべきとされている[2]．

　早期非小細胞肺癌の第一選択肢は手術療法であることに変わりはなく，臨床においては，周術期管理の一貫としてリハビリテーションを行う機会が多いと思われる．本稿のテーマは術前術後のリハビリテーションであるが，周術期管理の側面だけでなく，肺癌手術症例の治療経過全体を俯瞰したうえで，術前・術後リハビリテーションの考え方と実際について，エビデンスを交えながら解説する．

II．各phaseにおけるリハビリテーション治療とエビデンス

　手術患者の経過は，時系列に「診断から入院までの術前期間」，「入院から手術までの入院術前期間」，「手術から退院までの入院術後期間」，「退院後の術後期間」のphaseに区切ることができるが，リハビリテーションの中核をなすのは，一貫して運動療法(exercise training)である[1](**図1**)．周術期リハビリテーションの立ち位置を明確にするために，各phaseのリハビリテーションの内容やエビデンスを簡単に整理しておく．

* Masataka IRIE，〒803-8505 福岡県北九州市小倉北区金田1-3-1　国家公務員共済組合連合会 新小倉病院リハビリテーション部，理学療法主任

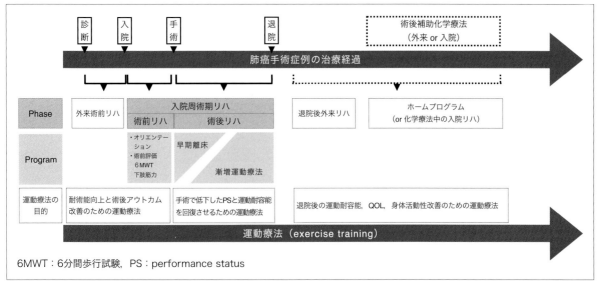

図 1. 肺癌治療の phase と運動療法の目的からみた術前術後リハビリテーション

1. 外来術前リハビリテーション（診断から入院までの術前期間）

この phase のリハビリテーションは，外来リハビリテーションまたはホームプログラムとして行われることが多い．2019年に欧州静脈経腸栄養学会のグループと欧州胸部外科学会とが共同で，肺手術の Enhanced Recovery After Surgery（ERAS®）ガイドラインを上梓した[3]．リハビリテーションに関する項目では，術前の運動耐容能や肺機能が低下している境界域の患者に対して，リハビリテーション（prehabilitation）を行うことを"強く推奨"している（エビデンスレベル：低）．実施期間は中央値で4週間，頻度は週5セッション，プログラムの中心は運動療法である．コクランレビューでも，術前運動療法介入によって，術前の運動耐容能向上だけでなく，合併症，胸腔ドレーン留置期間，在院日数といった術後アウトカムの改善が示されている[4]．

一方で，進行性疾患である肺癌は，診断から手術までの期間が長くなると，術後の再発率が高くなることが懸念される．診断から12週間を超えると，手術が1週遅れるごとに再発リスクが0.4%高くなるという報告もあるが[5]，リハビリテーション期間が6～8週間であれば，実現可能性と有効性のバランスが取れるとされている[6]．

2. 入院術前リハビリテーション（入院から手術までの入院術前期間）

この phase は1～2日間の介入に留まることが多い．本邦の DPC データ解析を用いて術前数日間の理学療法の効果を検討した報告によると，術後合併症や死亡率の減少効果はなかったようである[7]．この研究は，後方視的に解析されたためプログラム内容が不明であったものの，いずれにせよ，この phase でのリハビリテーション介入には，直接的な効果は期待できないことを示唆している．それよりむしろ，リスク層別化のための術前評価や，術後リハビリテーションのオリエンテーションに注力したほうが賢明である．

3. 入院術後リハビリテーション（手術から退院までの入院術後期間）

この phase では，早期離床・歩行（いわゆる early mobilization）や呼吸訓練などが行われている．ERAS のガイドラインでは，早期離床は"強く推奨"されているが，そのエビデンスレベルは"低"であった[3]．その理由は，研究の質の低さと相反する結果によって，統合解析での有効性が証明できなかったからである．しかしながら，術後の安静臥床は，身体的 deconditioning，筋肉量低下，無気肺や肺炎，肺梗塞といった合併症のリスクが増すことが知られている．実際，肺切除後の離床遅延は，術後合併症や在院日数のリスクを増

大させるという報告もある[8]．つまり，安静臥床による悪影響が明白なので，それを回避するために早期離床が推奨されているというわけである．

肺癌術後の理学療法介入に関するアンケート調査によると，早期離床が励行されていた一方で，呼吸訓練の実施率も高かった[9]．開胸肺切除術患者を，疼痛管理＋早期離床の通常ケア群と，それに呼吸理学療法（深呼吸訓練，咳嗽訓練，肩関節可動域訓練など）を追加した群に分け，呼吸理学療法の効果を検討した研究では，両群間で術後合併症や在院日数に有意差を認めなかった[10]．さらに肺切除術後のインセンティブスパイロメトリに関する無作為化比較対照試験では，術後肺機能，術後合併症，在院日数のいずれにおいても，有意な改善を導けなかった[11]．ERASのガイドラインでも，インセンティブスパイロメトリの有効性は明らかではないと記されている[3]．

4．退院後外来リハビリテーション（退院後の術後期間）

退院後の術後リハビリテーションに関するコクランレビューでは，術後12か月以内に実施される運動療法は，運動耐容能（最大酸素摂取量および6分間歩行距離），大腿四頭筋筋力，ひいては健康関連QOLの身体的コンポーネントおよび呼吸困難感を改善させることが示されている[12]．ただし，開始時期（術後数週間後からなのか，数か月後からなのか）や運動様式などに関しては，いまだ標準的なものは確立していないため，各施設でのローカルルールの範囲内で行うしかない[1]．

Ⅲ．周術期（入院術前術後）リハビリテーション治療の実際

1．基本方針：リハビリテーションのゴール

肺癌手術症例の治療経過や各phaseのエビデンスを鑑みると，周術期，つまり入院中の術前術後リハビリテーションが果たすべき役割は2つ挙げられる．まずは，術後合併症を予防し，速やかに身体機能を改善させて早期退院を果たすことである．2つ目は，形だけの早期家庭・社会復帰では

なく，performance status（PS）の悪化をきたすことなく，運動耐容能を最大限回復させたうえで退院させることである．なぜなら，PSが悪化すると標準的治療が変わってしまうからである．つまりPSの維持向上というのは，治療方針にも影響するのである．肺癌術後においては，手術単独よりも術後補助化学療法を行ったほうが生存率改善に寄与するため，リハビリテーションとしては，PSを維持させ補助化学療法を速やかに導入することまで視野に入れておく必要がある．

2．術前術後患者の特徴

対象患者は，手術可能な早期癌という条件を満たすため，全身状態や臓器予備能が比較的良好であるケースが多い．一方で，喫煙という共通のリスク因子があることから，基礎疾患に慢性閉塞性肺疾患を有することも多い．また，低侵襲手術の恩恵によって，手術適応の範囲は拡大し，ハイリスク症例に対しても安全に肺切除手術が行われるようになってきた．このような背景を受けて，手術患者の高齢化も進み，日本胸部外科学会による2017年の集計では，80歳以上の患者は13％にも及んでいる[13]．これらハイリスク症例に対しては，リハビリテーション介入の必要性は一層高くなってくる．

3．術前リハビリテーションプログラム

Ⅱ-2で述べたように，術前数日間では呼吸理学療法による直接的な効果は望めないことから，このphaseは，術後リハビリテーションの準備段階と位置づけて取り組む．まずは，Ⅲ-1のリハビリテーションのゴールを患者に伝え，術後に備えて早期離床と運動療法の重要性を説明し，同意を得ておく．写真付きのパンフレットを用いて，早期離床のイメージトレーニングをしておくことも有益である．スケジュールに余裕があれば，術後リハビリテーションを円滑に進めるために，リハビリテーション室で運動療法の予行演習を短時間でも行っておくと良い．

もう1つ重要なことは，リハビリテーションによる術前評価である．主治医や麻酔科医により，

患者は耐術能があると判断されているが，運動耐容能や筋力の評価によって，合併症発症や身体機能低下などの短期アウトカムに対して，より詳細なリスク層別化を行うことができる．術前の運動耐容能は，術後アウトカムのリスク因子であり，米国胸部医学会と欧州呼吸器学会による肺切除術前評価のガイドラインにおいても，手術によるリスク（手術関連死や合併症）は，肺機能と運動耐容能によって層別化されている[14]．

我々は，胸腔鏡下肺葉切除を受けた臨床病期Ⅰ期の非小細胞肺癌患者を対象に，2つの短期アウトカム（術後心肺合併症と術後PS悪化）のリスク因子を検討した[15]．多変量解析の結果，術後心肺合併症および術後PS悪化の有意な独立因子として，それぞれ6分間歩行距離と下肢筋力が同定された．これらの短期アウトカムは，術後リハビリテーションに影響を与えるものでもあり，そのリスク因子が，術前の身体機能評価によって検出できる可能性が示された．つまり，運動療法の修正可能因子（modifiable factor）である運動耐容能や下肢筋力が，短期アウトカムの独立因子であったことは強調すべき点であり，また術後リハビリテーションを強化させる根拠にもなる．さらに，我々の研究において，術前の6分間歩行距離が，術後患者の5年生存率のリスク因子であることも明らかになった[16]．このように術前の運動耐容能や下肢筋力は，短期的・長期的なアウトカムのリスク層別化に用いることができるため，その評価は重要である．

4．術後リハビリテーションプログラム

1）術後1〜2日目のベッドサイドリハビリテーション：早期離床（early mobilization）

このphaseにおける術後リハビリテーションの中心は，早期離床・歩行（いわゆるearly mobilization）であり，手術翌朝から開始する．術後1病日の流れは次の通りである．担当理学療法士が，事前に術中・術後の経過をチェックし，安静を優先すべき病態でないことを確認しておく．懸念事項

があれば，主治医や執刀医に離床の許可を直接得ておく．次にベッドサイドに赴き，疼痛コントロールの程度を評価する．具体的には，ベッドレストの状態で深呼吸や咳嗽を促し，"咳をしたら痛いが，深呼吸をしても痛くない"（Prince-Henry pain scale＝1）以下にコントロールされているのが理想的であり，それより疼痛が強ければ鎮痛薬の追加を検討する．次いで，安静時の循環・呼吸状態をチェックした後に，ヘッドアップ→端座位→立位→足踏み→歩行へと，疼痛やバイタルサインをモニタリングしながら，段階的に離床を進める．

胸腔鏡手術の件数は年々増えてきており，2017年の集計でも肺葉切除術全体の70％が胸腔鏡補助下に行われていた[13]．また，ERASプロトコールや早期離床の概念も普及していることから，比較的速やかに歩行まで進められることも多いであろう．すなわち，早期離床は包括的周術期管理の一翼を担っているに過ぎず，前述のリハビリテーションのゴールを達成させるための通過地点ともいえる．

また，このphaseでは，気道クリアランス改善（排痰）を目的とした呼吸理学療法（いわゆる排痰手技）を行うケースは少なくないと思われる．しかしながら，術後の喀痰喀出困難は創部痛に起因することが多いため，まずは疼痛コントロールを徹底することが先決である．次に気道クリアランス改善のためには，換気量増大をはからねばならないが，それは排痰手技でなくとも，離床と運動でも十分達成できる．つまり，離床と身体活動によって換気量が増えることで，気道内分泌物はドレナージされ，有効な咳嗽で喀出できる．ベッド上に臥床させたままの手技に時間を割くよりも，全身的な身体活動の副次効果として排痰させるほうが，より合理的なアプローチと思われる．

2）退院までのリハビリテーション室での運動療法

a）術後運動療法の意義：術後患者を対象とした観察研究によると，半年を経過してもなお，運

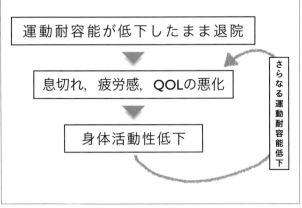

図 2. 肺切除後の運動耐容能低下が引き起こす悪循環

図 2 の内容:
運動耐容能が低下したまま退院
↓
息切れ，疲労感，QOL の悪化
↓
身体活動性低下
（さらなる運動耐容能低下）

表 1. 肺切除術後の漸増運動療法のポイント

負荷強度	低強度から始めて，忍容性が確認できたら徐々に負荷強度を上げる.
運動時間	短時間から始めて，忍容性が確認できたら徐々に実施時間を増やす．もしくはセット数を増やしてインターバル形式にする.

▼

（強度・時間は，心拍数や自覚症状（疲労・息切れ）をチェックして至適運動強度になるように漸増させる）

酸素投与	運動時低酸素血症（exercise oxygen desaturation）に対しては積極的に酸素投与（または増量）する.
合 併 症	術後合併症を発症した場合，即時リハビリテーション中止とするのではなく，主治医と協議したうえで対応する.

動耐容能は著明に低下したままであった[17]．つまり，早期に退院できたとしても，自然回復は望めないことがわかる．そして，術後運動耐容能低下は，疲労感や QOL に関連していた[18]．最終的に退院後の生活パターンは，座りがちになり身体活動性が低下するのである[19]．その身体活動性低下が，さらに運動耐容能低下を引き起こすという悪循環を形成してしまう（**図 2**）．この構図を回避するためには，入院中に運動耐容能を可及的に回復させておく必要がある．しかしながら，入院術後リハビリテーションの報告は非常に少ないため，今のところ，早期リハビリテーション介入が，ベネフィットを上乗せできるかどうかは明らかではない[1]．それでも，術後リハビリテーションの開始時期を比較した研究では，より早期に開始したほうが，疲労レベルが早期に改善していたことから[20]，可及的早期に運動療法を導入する意義は大きいと予想される．

b）術後運動療法のポイントと注意点：当院では術後 2〜3 病日から退院前日までの約 1 週間前後の期間（個人差あり）で，リハビリテーション室において 1 日 2 セッションの漸増運動療法を行っている．プログラムは，下肢のレジスタンストレーニングと全身持久力トレーニング（有酸素運動）の 2 本柱である．その原則を**表 1** に示す．

実はこの漸増運動療法には，運動負荷試験の側面もある．というのは，肺切除後患者は，肺機能の損失や肺血管床減少によって，新たな呼吸・循環器システムに順応せねばならない．よって，厳格なモニタリングや緊急時対応が行き届いた監視

下リハビリテーションの現場で，潜在的なリスクを漸増運動療法によって顕在化させることは，退院後のイベント発生を未然に防ぐことにもなる．具体的には，運動時低酸素血症の有無，呼吸困難感，自覚症状を伴わない desaturation（いわゆる happy hypoxia），頻脈・不整脈，遅発性気胸などがあり，中には術後合併症とは区別すべき一過性の術後肺機能低下（postoperative pulmonary dysfunction）も含んでいる．患者の予備能を大幅に越えた設定にすべきではないが，患者一人ひとりの退院後の生活や復職を見据えて，漸増運動療法の過程で十分な負荷を掛けることがポイントである．その結果を指導することで，患者は自身の安全な身体活動強度を知ると同時に，呼吸器症状（desaturation や呼吸困難感）への対処法を学ぶこともできる．これは退院時のリハビリテーション指導にも活かされ，身体活動性低下を回避させる一助になる．

5．術後合併症の特徴と対応

術後合併症を発症した際のリハビリテーションは，原則的に主治医の指示のもと進められるが，**表 2** に代表的な合併症での対応例を示す．

Ⅳ．おわりに

術前術後のリハビリテーションは，早期回復に向けた周術期管理の 1 つであるものの，それだけに留まらない．中長期的なアウトカムである退院後の運動耐容能，QOL，身体活動性までを視野に入れて，限られた在院日数の中でリハビリテーションを行わなければならない．ここでキーワー

表 2. 代表的な術後合併症とリハビリテーションでの対応例

エアリーク遷延	・エアリークそのものは，リハビリテーションの即時中止にはあたらない．胸腔ドレーンで適切に管理されており，肺虚脱や皮下気腫の増大がなければ呼吸状態が安定している限り運動の継続は可能．（これらの所見が悪化傾向ならば，一旦中止） 　▶運動中は，息こらえなど気道内圧を高める呼吸法を避けさせ，エアリークや皮下気腫の増大がないかも注視 ・難治性のエアリークや遅発性気胸に対して，胸膜癒着術が行われる場合には，肺瘻修復を優先させるが，いずれの場合でも主治医と協議したうえで慎重に再開．
不整脈・頻脈	・肺切除後は上室性頻脈を生じやすく，運動中に発作性頻脈を生じた場合は，速やかに中断し安静の処置をとる． 　▶投薬を要する心房細動の場合は，適切な rate control がなされるまで，全身運動は控える ・肺切除による肺血管床減少によって，右心系への負荷は増しやすくなる．特に，血管内ボリュームが急増する refilling の時期(術後 1〜2 病日)は，心拍数や心電図モニターを適宜チェックし，イベントの早期発見に努める． 　▶低酸素血症は肺血管攣縮を引き起こし，右心負荷を助長させるため，運動時 desaturation 例には，酸素投与を検討
無気肺	・原則，運動は禁忌ではない(粘液栓子による広範囲な無気肺に対して，気管支鏡で採痰する場合には，事前に体位ドレナージなどを施すことはあり得る)． ・呼吸不全を伴わない程度の無気肺では，離床や全身運動は可能である． 　▶呼吸理学療法手技よりも全身運動による換気増大での無気肺改善をはかる．Desaturation 例には酸素投与(または増量)
肺炎(疑い例も含む)	・術後に呼吸器感染症が疑われる所見(発熱，膿性痰の増加，胸部 X 線写真での浸潤影，CRP 上昇，呼吸困難感や倦怠感の悪化)を認めたら，速やかにリハビリテーション内容を見直す． 　▶呼吸不全を伴う広範な肺炎や，慢性閉塞性肺疾患などを併存し予備能が低いケースでは，一旦，全身運動は中止 　▶抗菌薬による呼吸状態の改善を確認してから，離床・運動を再開 　▶気道内分泌物が多いケースは，排痰目的に可能な範囲で離床を進める場合もある ・画像の異常や熱発などの所見がないものの，一旦ピークアウトした CRP 値が再上昇したり，全身倦怠感・呼吸困難感が悪化したりする症例に，稀に遭遇することがある．これは subclinical な呼吸器感染症の可能性があるので，負荷を軽めにしつつ，運動時の倦怠感や desaturation に注視する．抗菌薬が投与されたケースでは，その効果を確認したうえで，漸増運動療法を再開する．

ドとなるのは，運動耐容能や下肢筋力といった修正可能因子であり，これらを向上させる強力な手段が早期離床や漸増運動療法なのである．以上を踏まえた，本稿の take-home message は，次の通りである．

・肺癌患者は運動耐容能や身体活動性が低下しやすいため，いずれの病期においても治療の一環として，運動療法の導入を検討すべきである．

・術前術後リハビリテーションの目的は，合併症予防や早期退院だけでなく，可及的早期の運動耐容能回復も含む．

・術前は，運動耐容能や下肢筋力を評価して，リスク層別化とハイリスク症例への積極介入に役立てる．術後では，早期離床を達成したうえで，速やかに漸増運動療法を導入する．

文　献

1) Cavalheri V, et al：Exercise training as part of lung cancer therapy. *Respirology*, **25**：80s-87s, 2020.
　Summary 運動療法を肺癌治療の一部と位置づけ，術前術後だけでなく，進行・再発例まで解説したレビュー．

2) Bade BC, et al：Increasing physical activity and exercise in lung cancer：reviewing safety, benefits, and application. *J Thorac Oncol*, **10**：861-871, 2015.
　Summary 身体活動性や運動耐容能の低下の悪影響や，リハビリテーションの効果について解説したレビュー．

3) Batchelor TJP, et al：Guidelines for enhanced recovery after lung surgery：recommendations of the Enhanced Recovery After Surgery (ERAS®) Society and the European Society of Thoracic Surgeons (ESTS). *Eur J Cardiothorac Surg*, **55**：91-115, 2019.

Summary 肺切除術における ERAS ガイドライン．エビデンスに基づいた 45 項目の周術期管理のレコメンデーションが紹介されている．

4) Cavalheri V, et al：Preoperative exercise training for patients with non-small cell lung cancer. *Cochrane Database Syst Rev*, **6**：CD012020, 2017.

5) Heiden BT, et al：Analysis of Delayed Surgical Treatment and Oncologic Outcomes in Clinical Stage I Non-Small Cell Lung Cancer. *JAMA Netw Open*, **4**：e2111613, 2021.

6) Sebio Garcia R, et al：Functional and postoperative outcomes after preoperative exercise training in patients with lung cancer：a systematic review and meta-analysis. *Interact Cardiovasc Thorac Surg*, **23**：486-497, 2016.

7) Uda K, et al：Preoperative short-term plus postoperative physical therapy versus postoperative physical therapy alone for patients undergoing lung cancer surgery：retrospective analysis of a nationwide inpatient database. *Eur J Cardiothorac Surg*, **53**：336-341, 2018.

8) Rogers LJ, et al：The impact of enhanced recovery after surgery（ERAS）protocol compliance on morbidity from resection for primary lung cancer. *J Thorac Cardiovasc Surg*, **155**：1843-1852, 2018.

9) Cavalheri V, et al：Physiotherapy practice patterns for patients undergoing surgery for lung cancer：a survey of hospitals in Australia and New Zealand. *Intern Med J*, **43**：394-401, 2013.

10) Reeve JC, et al：Does physiotherapy reduce the incidence of postoperative pulmonary complications following pulmonary resection via open thoracotomy? A preliminary randomised single-blind clinical trial. *Eur J Cardiothorac Surg*, **37**：1158-1166, 2013.

11) Agostini P, et al：Effectiveness of incentive spirometry in patients following thoracotomy and lung resection including those at high risk for developing pulmonary complications. *Thorax*, **68**：580-585, 2013.

12) Cavalheri V, et al：Exercise training undertaken by people within 12 months of lung resection for non-small cell lung cancer. *Cochrane Database Syst Rev*, **6**：CD009955, 2019.

13) Committee for Scientific Affairs, The Japanese Association for Thoracic Surgery：Thoracic and cardiovascular surgeries in Japan during 2017：Annual report by the Japanese Association for Thoracic Surgery. *Gen Thorac Cardiovasc Surg*, **68**：414-449, 2020.

14) Brunelli A, et al：Physiologic evaluation of the patient with lung cancer being considered for resectional surgery：Diagnosis and management of lung cancer, 3rd ed：American College of Chest Physicians evidence-based clinical practice guidelines. *Chest*, **143**：e166S-e190S, 2013.

15) Irie M, et al：Risk factors for short-term outcomes after thoracoscopic lobectomy for lung cancer. *Eur Respir J*, **48**：495-503, 2016.

16) Hamada K, et al：Prognostic value of preoperative exercise capacity in patients undergoing thoracoscopic lobectomy for non-small cell lung cancer. *Lung Cancer*, **128**：47-52, 2019.

17) Edvardsen E, et al：Reduction in cardiorespiratory fitness after lung resection is not related to the number of lung segments removed. *BMJ Open Sport Exerc Med*, **1**：e000032, 2015.

18) Peddle CJ, et al：Effects of presurgical exercise training on quality of life in patients undergoing lung resection for suspected malignancy：a pilot study. *Cancer Nurs*, **32**：158-165, 2009.

19) Cavalheri V, et al：Patterns of sedentary behaviour and physical activity in people following curative intent treatment for non-small cell lung cancer. *Chron Respir Dis*, **13**：82-85, 2016.

20) Quist M, et al：Early initiated postoperative rehabilitation reduces fatigue in patients with operable lung cancer：A randomized trial. *Lung Cancer*, **126**：125-132, 2018.

Monthly Book MEDICAL REHABILITATION

2020年7月増刊号 No.250

最新増刊号

回復期で
知っておきたい！ここが分かれ道!!
症状から引く
検査値と画像

回復期リハビリテーション病棟でよく経験する 24 の症状・病状がこの一冊に！行える検査や治療が限られている回復期リハビリテーション病棟では、どのような状況の場合に急性期病棟に転院させたらいいのか？今回、本書では症状ごとに、診察の視点、検査の選択、転院への決断のポイントを詳述！回復期リハビリテーション病棟で必ずお役に立てていただける一冊です！

編 集 川手信行 （昭和大学教授）

定価 5,500 円（本体 5,000 円＋税）

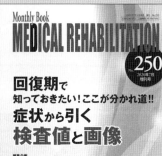

Monthly Book
MEDICAL REHABILITATION
250
No. 2020年7月
増刊号
回復期で
知っておきたい！ここが分かれ道!!
症状から引く
検査値と画像
編集企画
川手信行
編集主幹
宮野佐年・水間正澄

全日本病院出版会

目次

全日本病院出版会　〒113-0033 東京都文京区本郷 3-16-4　Tel:03-5689-5989
www.zenniti.com　Fax:03-5689-8030

MB Med Reha **No.266**：**18-24**, 2021

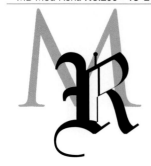

特集／胸部外科手術の進歩と術前術後のリハビリテーション診療

呼吸器外科手術患者への周術期管理：PERIO

千田益生[*1]　濱田全紀[*2]　堅山佳美[*3]
伊勢真人[*4]　本郷匡一[*5]　濱﨑比果瑠[*6]

Abstract　岡山大学病院では周術期管理センター（PERIO）が中心になり，術前から手術に備えて多職種が一斉に動き出し，手術後には術翌日からリハビリテーション治療を自動的に再開するシステムを採用している．手術が決定した日に PERIO の予約を行い，その時点から PERIO の介入が始まる．基本的に外来で，手術までの期間に一日を PERIO 外来として患者は病院を受診する．PERIO 外来日には，薬剤部，歯科，管理栄養部，リハビリテーション科を受診し手術に備える．入院時には再度，各科を受診し，手術に備える．入院から手術までは 1〜2 日であり，円滑に手術を受けることができ，手術後は，翌日から自動的にリハビリテーション治療を開始する．PERIO についてシステムを紹介するとともに，各部署の役割について記載する．また PERIO を行うことによる効果について，呼吸器外科手術を中心に，その他の手術についても記載する．

Key words　周術期管理センター（perioperative management center；PERIO），リハビリテーション医療（rehabilitation medicine），胸部外科手術（thoracic surgery）

はじめに

　手術的治療は病態を画期的に改善できる治療法である．手術的治療が円滑に安全に行われるために行う手術的治療前後のリハビリテーション医療が，周術期リハビリテーション医療である．周術期リハビリテーション医療が充実していれば，手術的治療におけるリスクが軽減でき，機能改善にもつながる．従来は，手術的治療後に，"離床が進まない，肺炎を併発した，拘縮になってしまった"などという理由でリハビリテーション治療を依頼されるということが一般的であったかもしれな

い．岡山大学病院では周術期管理センター（perioperative management center；PERIO）が中心になり，術前から手術に備えて多職種が一斉に動き出し，手術後には術翌日からリハビリテーション治療を自動的に再開するシステムを採用している．2008 年から，最初は肺癌，次いで食道癌を対象として施行してきた経緯がある．PERIO を行うことで，手術に至る過程の円滑さ，早期離床，合併症の減少など有効性を認めており，たいへん良いシステムであると自負している．呼吸器外科手術を行う際に，岡山大学病院で実施している PERIO について紹介する．

[*1] Masuo SENDA，〒 700-8558 岡山県岡山市北区鹿田町 2-5-1　岡山大学病院総合リハビリテーション部，部長
[*2] Masanori HAMADA，同，講師
[*3] Yoshimi KATAYAMA，同，助教
[*4] Masato ISE，同，医員
[*5] Hidemasa HONGO，同，専攻医
[*6] Hikaru HAMASAKI，同，専攻医

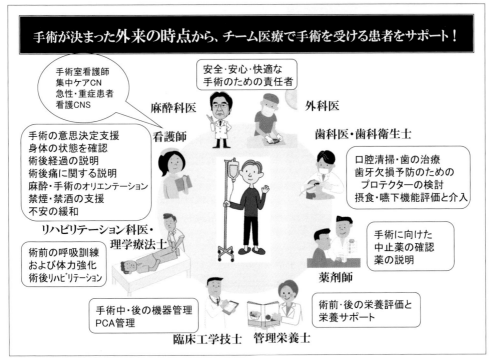

図 1. PERIO
手術が決まった外来の時点から，チーム医療で手術を受ける患者をサポートする．

周術期管理センター
(Perioperative Management Center；PERIO)

周術期管理センター(PERIO)とは，全身麻酔下で手術を受ける患者に対して，手術が決まった外来時点から多職種が連携した医療チームであり，術前，術中，術後に積極的に医療介入を行うシステムである[1]~[6]．2008 年に当時病院長であった麻酔科教授が発案し，実行された(図 1)．

中心になるのは PERIO ナースと称する看護師である．患者は，手術が決定した日に PERIO の予約を行い，その時点から PERIO の介入が始まる．PERIO のために外来を受診する PERIO 外来日は，手術が決まってから入院までの間に設定され，受診時間は約 3 時間であり，一日のうちに順次多職種を受診する．電子カルテ上に手術患者が登録されると，外来受診日およびその時刻，決まっていれば入院日，手術日などが PERIO 関連多職種に周知される．外来で PERIO 患者が受診する情報を関連各科が共有し，自動的に関連職種が動き出す．基本的に外来で，手術までの期間に患者は一日を PERIO 外来として病院を受診する

煩わしさはある．PERIO 外来日には，薬剤部，歯科，管理栄養部，リハビリテーション科を受診し，手術に備える．入院時には再度，各科を受診し，手術に備える．入院から手術までは 1~2 日であり，円滑に手術を受けることができる．手術後は，翌日から自動的にリハビリテーション治療を開始する．主治医からの依頼は必要ない．ベッドサイドから離床に向けて積極的に開始する．問題が生じると主治医から制限事項を伝えられ，リハビリテーションが中断されることもある．各部署の責任者は 1 か月に一度運営会議で集まり，実務的担当者はコア会議で問題点や改善すべき点をより頻回に意思疎通する．

以下に，それぞれの PERIO における役割などについて記載する．

主治医(例えば胸部外科医)：手術の決定，PERIO 外来へ紹介を行う．患者が円滑に安全に手術に臨めるように努める．周術期のトラブル，例えば中止すべき薬剤を服用していたために手術が延期になるというようなことがなくなり，円滑に手術に向かえる．手術後も新たにリハビリテーション部門に紹介する必要はなく，自動的に手術

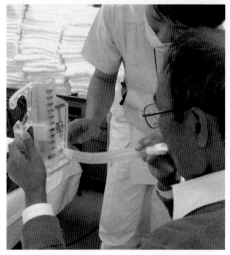

図 2. コーチⅡによる術前呼吸機能訓練

翌日からリハビリテーション医療が開始される. 主治医がしなければならない手続きの煩わしさはできるだけ少なくなるようにする.

麻酔科医：安全・安心・快適な手術のための責任者であり, PERIO の中心となって全体を指揮する. PERIO ナースを指導し, 問題点の解決, システム全体の管理運営を行う.

PERIO ナース[1)7)~9)]：外来での目標は,「患者自身が手術という未知の経験をイメージでき, 主体的に術前準備に取り組むことができること」としている. 患者に合わせたオリエンテーションや術前訓練の動機付けを行う. 具体的には, ① パンフレットを用いた術後の痛みや術式の説明, ② クリニカルパスを用いた術後経過の説明, ③ DVD での手術室や ICU オリエンテーションなどを行い, 患者の不安緩和, 禁煙支援も担う. チェックシートを用いた麻酔術前スクリーニングを施行し, 身体状態に問題があるときにのみ, 麻酔科術前診察外来に紹介される. 術後は疼痛管理の状態確認のため病室を訪問し, 不十分な場合は麻酔科ペインセンターにコンサルテーションする.

薬剤師：まず外来で, お薬手帳などで患者が服用している薬の確認を行う. 問題があれば主治医, 麻酔科医などに相談し, 問題を解決する. 手術に向けた中止薬の確認を行い, 手術に向けて休薬すべき薬や休薬する期間, 代替方法なども考慮する. 薬の説明を患者や家族に行う.

歯科医・歯科衛生士・歯科技工士：周術期における歯科介入は PERIO の特色の 1 つである. 歯科医・歯科衛生士・歯科技工士の役割としては, 口腔清掃・歯の治療はもとより, 気管挿管時の歯牙破折予防目的のマウスピースの作成, 術後上気道感染予防を目的とした術前プラークフリー, 術後誤嚥防止目的の術前嚥下機能評価などを行う. 術前プラークフリーは手術前日に行う.

管理栄養士：外来で手術に向けた術前の栄養評価を行い, 入院までに十分な栄養を取るように指導する. 麻酔科医と連携して, できるだけ術前の絶食・絶飲は短期間にしている. 術後回復強化法に ERAS(enhanced recovery after surgery)プログラムを導入しており, 術後は必要とされるエネルギーを算出し栄養管理を行う. 早期に経口摂取が可能になるように PERIO ナースやリハビリテーション科医・言語聴覚士と連携し誤嚥予防にあたる.

臨床工学士：周術期における様々な機器の管理は専門家が必要である. 主として手術中の機器管理や術後の機器管理を行う. 麻酔科医や PERIO ナースと連携し, 疼痛管理にも関与する.

リハビリテーション科医・理学療法士[10)11)]：電子カルテ上に手術患者が登録されるとリハビリテーション部看護師が電子カルテ上で確認し, 予定された外来時間に患者がリハビリテーション部を受診する. リハビリテーション科医が診察・説明を行い, 実施計画書を作成し, 呼吸リハビリテーションを主として, 起き上がり動作・立位・歩行練習など術後を想定した内容などを処方する. 呼吸リハビリテーションの内容としては, コーチⅡを用いた呼吸機能訓練(**図 2**), 腹式呼吸法やシルベスター法の習得(**図 3**), ハッフィングの練習, 咳嗽指導, 体位排痰法の習得, 胸郭・肩関節の柔軟性向上, 移動能力の評価などである. 肺機能や timed up and go test, 胸郭拡張差などを記録しておく. 患者には, 自宅でも手術に備えてエクササイズをするように指導し, パンフレット(**図 4**)を渡して説明する. 手術時の入院の際に

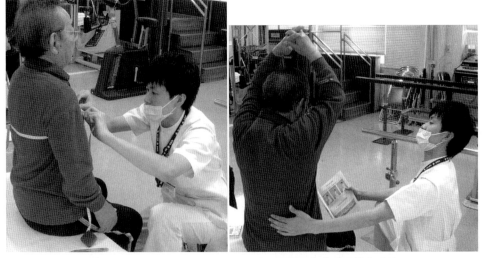

図 3. 腹式呼吸法やシルベスター法の習得. 術前呼吸機能訓練

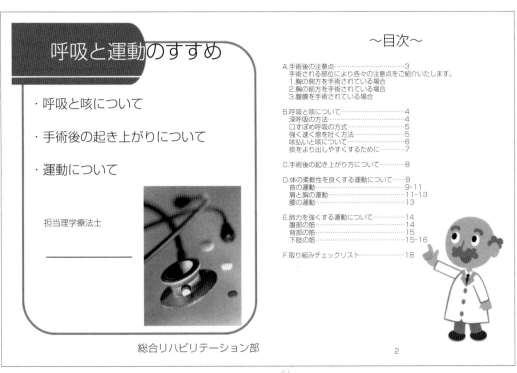

呼吸と運動のすすめ

・呼吸と咳について

・手術後の起き上がりについて

・運動について

担当理学療法士

＿＿＿＿＿＿＿＿＿

総合リハビリテーション部

図 4. 周術期リハビリテーション医療のパンフレット

は, 術前にリハビリテーションを行い, 手術に向かう. 術後は, 手術翌日から自動的にリハビリテーションをベッドサイドにおいて行う. ICU に入っていても当然開始する. 呼吸リハビリテーションを主として行い, 術前に練習しておいた起き上がり動作, 座位, 立位を行い離床する. 術後トラブルがある場合には主治医から連絡があり, PERIO から離脱する場合もあるが稀である. できるだけ早期に離床し, 退院の方向に持っていく. 様々な問題が生じる可能性があるが, PERIO ナースや麻酔科, 主治医と相談して対応する. 常に何でも話し合えるようなシステムになっている. 2016〜20 年までの 5 年間でリハビリテーション部が携わった PERIO は 3,302 例であり, そのうち呼吸器外科は 1,736 例(52.6%)であった.

禁煙について

喫煙者では術中の喀痰が多く，術後の呼吸器系，循環器系，創関連，感染などの合併症が多く，死亡率が高い．禁煙は必須の術前準備（周術期禁煙ガイドライン）である．PERIO 外来では，カウンセリング，呼気一酸化炭素濃度測定，喫煙の影響や必要な禁煙期間，禁煙方法を説明して禁煙を勧める．禁煙が難しい患者にはニコチンパッチ，バニレクリンなどの禁煙補助薬や術前管理入院を勧める．入院時に喫煙が判明し，手術が延期になった症例は，2019 年度では 4 例であった．周術期は禁煙の大きなチャンスと捉え，禁煙を指導している[12]．

PERIO の効果

1．肺　癌[5]

65 歳以上の呼吸器外科手術において PERIO 介入前 69 例と介入後 108 例を比較した結果，術後肺炎の発生率が 13.0％ から 4.6％ へ有意に減少した[1]．70 歳以上の呼吸機能障害（%FVC　80% 以下，FEV1.0　70% 以下）のある肺癌患者において，従来群 26 例（男性 16 例，女性 10 例，平均年齢 76.5 歳）と PERIO 群 29 例（男性 16 例，女性 13 例，平均年齢 76.9 歳）を比較した．ICU 入室期間では，従来群で平均 4.6 日，PERIO 群では平均 1.5 日であり，術後歩行開始日では，従来群で平均 3.3 日，PERIO 群では平均 1.4 日であり，ともに有意に短縮していた[13]．また肺癌で開胸手術を行った従来群 30 例（男性 24 例，女性 6 例，平均年齢 69.8 歳）と PERIO 群 30 例（男性 19 例，女性 11 例，平均年齢 68.0 歳）を比較した研究では，術後歩行開始時期が従来群で平均 2.3 日，PERIO 群で平均 1.5 日と有意に短縮し，術後合併症が従来群で 65.2％，PERIO 群で 20.0％ と PERIO 群で有意に減少していた[14]．80 歳以上の肺癌患者 127 例についての報告では，PERIO 導入により姑息的手術が有意に減少したにもかかわらず，術後合併症が増加しておらず，長期入院例が減少していた[15]．

2．食道癌[6]

胸部食道癌で食道再建手術を受けた 38 例を対象とした研究では，従来群 15 例（男性 7 例，女性 8 例，平均年齢 62.7 歳）と PERIO 群 23 例（男性 20 例，女性 3 例，平均年齢 65.2 歳）を比較した．立位開始日では，従来群平均 4.9 日，PERIO 群平均 2.5 日と有意に短縮し，ICU 入室期間も従来群で平均 11.0 日，PERIO 群で平均 6.9 日と有意に短かった．PERIO 群において，術前の呼吸リハビリテーションにより，剣状突起部での呼気吸気における胸郭拡張差が，初回外来時平均 4.8 cm であったが入院時には平均 5.4 cm へと有意に増加しており，術前呼吸機能の改善を認めた[16]．食道癌に対するドセタキセル，シスプラチン，フルオルウラシル 3 剤併用（DCF 療法）では，骨髄抑制や発熱性好中球減少症（FN）が高頻度といわれている．DCF 療法を受けた胸部食道癌患者 44 例を対象とし，PERIO として口腔粘膜衛生管理の有無での口腔粘膜炎の発生率を検証した．口腔粘膜衛生管理なし群 21 例とあり群 23 例を比較すると，口腔粘膜炎はなし群で 13 例（62％），あり群で 4 例（17％）と有意にあり群で低かった[17]．食道癌において，2008 年の 50 例（non-PERIO 群）と 2018 年の 50 例（PERIO 群）を比較した報告では，ICU 在室期間では non-PERIO 群で平均 11.9 日，PERIO 群で平均 5.9 日に短縮し，歩行開始日では，平均 12.0 日が平均 2.8 日に短縮していた．術後肺炎合併率では，non-PERIO 群 58.8％，PERIO 群 14.5％ と著明に減少していた[18]．PERIO に加え ERAS プログラムを導入していることについては前述したが，膵頭部十二指腸切除術（panceatico-duodenectomy）において ERAS 群とコントロール群で比較した RCT では，ERAS 群で入院期間の短縮，合併症は半減，再入院率の著減，QOL の向上を認めた[19]．

3．脳外科 PERIO[5]

PERIO 群 85 例と従来群 131 例を比較した報告では，入院から手術までの期間が PERIO 群で平均 3.6 日，従来群で平均 4.7 日であり有意に短縮

していた．手術中止はPERIO群1例，従来群6例であった．術後合併症，入院期間では有意差はなかった．

4．整形外科PERIO[20]

PERIO骨軟部腫瘍手術時に外来時点からPERIOで行った46例（2018年10月～2019年11月，男性28例，女性18例，年齢60.4歳，悪性45例）を対象にした調査では，46例中33例（71.7%）に併存症を認めた．循環器疾患は14例であり，11例は術前循環器内科を受診し，1例には心臓カテーテル検査を施行した．糖尿病が8例あり，5例で周術期血糖コントロールを行った．また，せん妄ハイリスク症例が6例あり，精神科に術前紹介し，術後せん妄は3例であった．9例について，術前に禁煙，禁酒，減量指導を行った．術後発生したかもしれない合併症をある程度予防できた．

PERIOによる介入は，頭頸部疾患手術，婦人科手術，乳腺・内分泌手術，肝胆膵疾患手術，大腸癌手術，また科にとらわれずハイリスク症例[21]にも行われている．非常に広い範囲での症例で行われるようになっている．

周術期リハビリテーション医療の意義と体制

周術期リハビリテーション医療の意義とは，手術を安全に円滑に行うことができ，術後速やかにADL自立，社会復帰につなげていくことである．そのためには，術前から病態を把握し，患者に診察およびリハビリテーション医療を行って手術に臨む必要がある．排痰法や呼吸法，ハフィングといった呼吸リハビリテーションをメインとして，移動方法の習得など手術に必要な動作を習得する．術前から行うことが極めて重要である．手術において，発生するかもしれない合併症や術後の成績悪化をきたす要因をできるだけ予防していく必要がある．手術を受ける患者も手術に対して理解を深め，手術を安全に円滑に行うためには術前に何をすべきかを理解し，実践することが非常に重要である．タバコはやめ，栄養状態を整え，術

後に備えて呼吸リハビリテーションを行う．そうしてきたるべき手術に，患者本人，家族，医療関係者すべてが一緒になって対応することが，術前に行うべき周術期管理といえる．術後は，手術翌日から，自動的に介入するシステムになっている．術後のリハビリテーション医療も，同じ担当者が担当する．重大な問題がない限り，主治医からの依頼はなく自動的にリハビリテーションスタッフがベッドサイドに行き呼吸リハビリテーションを中心に早期離床に向けたリハビリテーション医療を開始する．PERIOの効果については，前述したように良い結果が得られている．合併症の減少，早期離床，早期退院などがPERIOを行わなかった時期に比較して改善していた．問題が生じたときには，PERIOナースから説明があり，主治医からの再開依頼があるまでリハビリテーション医療を中止し待機する．

岡山大学病院での周術期管理は，PERIOが中心となって病院全体が連携して動いていくことが特徴である．周術期リハビリテーション医療の体制ということを考える場合，病院全体が関与した体制でないとうまくいかないと考える．手術という治療にかかわるすべての科となると，おそらく病院全体である．主科，麻酔科，看護師，歯科，リハビリテーション部，薬剤部，管理栄養部，臨床工学部門など多くの職種，部門が関与している．病院全体のシステムを構築することが，周術期リハビリテーション医療を含め，周術期管理という面で必要である．あくまでも周術期管理の一部重要な要素としてリハビリテーション医療が存在する．周術期リハビリテーション医療を充実させていくためには，病院全体として動くことが必要であり，うまく機能させるためには密な連携が最も重要である．周術期リハビリテーション医療に必要な体制とは，病院全体の周術期管理に関する体制であると考える．

文　献

1) 佐藤健治：周術期管理センター（ペリオ）の実際と看護師の役割. *OPE Nursing*, 27(2)：108-111, 2012.

2) 佐藤健治：ペリオ術後回復強化プログラムにおける輸液管理. 体液・代謝管理, 29：1-7, 2013.

3) 小林　求：術後肺炎予防・診断・治療の最前線　周術期管理センターでの取り組み. 日外感染症会誌, 12(5)：534, 2015.

4) 下田篤史ほか：【呼吸器・食道手術周術期における口腔ケアとリハビリテーションの現状.】口腔・嚥下機能の管理　周術期管理センター導入による組織横断的な呼吸器外科周術期管理法. 胸部外科, 69(1)：20-24, 2016.

5) Yasuhara T, et al：Perioperative Management Center(PERIO)for neurosurgical patients. *Neurol Med-Chir(Tokyo)*, 56(9)：574-579, 2016.

6) 白川靖博：外科診療におけるチーム医療の現況と展望. 岡山大学の周術期チーム連携 PERIO：Perioperative management center. 日外会誌, 118(2)：149-154, 2017.

7) 足羽孝子：PERIO（周術期管理センター）役割と活動の実際　周術期管理センター（PERIO）とは. 手術看エキスパート, 8(1)：28-31, 2014.

8) 安藤由香里：PERIO（周術期管理センター）役割と活動の実際　周術期における手術部看護師の役割. 手術看エキスパート, 8(3)：118-121, 2014.

9) 三上真理恵：PERIO（周術期管理センター）役割と活動の実際. 手術を受ける患者の周術期をチームで支える―肺切除術後に肩の痛みを訴える患者を減らしたい―. 手術看エキスパート, 8(4)：123-126, 2014.

10) 千田益生ほか：周術期リハビリテーション医療の意義と体制. 総合リハ, 48(5)：409-415, 2020.

11) 千田益生：開腹手術における周術期リハビリテーション医療. 臨床リハ, 29(4)：389-393, 2020.

12) 小林　求：周術期管理チームが one team となるために　周術期管理センター PERIO における周術期禁煙指導. 日臨麻会誌, 40(6)：S177, 2020.

13) 福田智美ほか：肺がん患者に対する周術期管理センター導入前後での変化. 総合リハ, 38(10)：1003, 2010.

14) 堅山佳美ほか：肺がんの開胸手術における周術期管理センター（PERIO）発足前後の検討. *Jpn J Rehabil Med*, 50(Suppl)：S275, 2013.

15) 下田篤史：周術期管理センター導入による組織横断的な呼吸器外科周術期管理法. 胸部外科, 69(1)：20-24, 2016.

16) 岩井賢司ほか：胸部食道がん患者に対する周術期管理センターの取り組みと術前理学療法の効果について　理学療法士は術前より何ができるか. 理学療法学, 41(大会特別号2)：0472, 2014.

17) 花岡愛弓ほか：食道癌 DCF 療法開始前からの口腔衛生管理による口腔粘膜炎予防の有効性. 日歯衛会誌, 12(1)：83, 2017.

18) 池田吉宏ほか：周術期管理センター（PERIO）の導入前後の術後合併症の比較検討. *Jpn J Rehabil Med*, 56(秋季特別号)：S304, 2019.

19) Takagi K, et al：Effect of an enhanced recovery after surgery protocol in patients undergoing pancreaticoduodenectomy：A randomized control trial. *Clinical Nutrition*, 38：174-181, 2019.

20) 久禮美穂ほか：骨・軟部腫瘍診療における周術期管理センターとの連携について. 日整会誌, 94(6)：S1429, 2020.

21) 小林　求：周術期管理センターと高難度医療. 日本手術医学会誌, 40(Supple)：77, 2019.

特集／胸部外科手術の進歩と術前術後のリハビリテーション診療

呼吸器外科手術患者への周術期管理：進化型術後回復促進プログラム（advanced ERAS protocol）

原田洋明*

Abstract 呼吸器外科手術の対象となる患者の多くは，呼吸機能のみならず全身機能も低下しており，手術が行われるとさらなる呼吸機能および全身状態の低下をきたすため，術後の合併症や生活の質の低下がしばしば問題となる．

呼吸器外科手術において，「術前の全身状態」は術後の合併症や予後と関連し，術後合併症の予防には「早期の離床と経口摂取開始」の重要性が明らかとなっている．

このような特性を考慮し，手術までの待機期間に可及的高強度の理学・運動療法と強化栄養療法を併施する包括的呼吸リハビリテーションと，手術当日に離床および食事摂取を開始する取り組みを，基盤となる周術期管理プログラム（ERAS）に加えて行う進化型術後回復促進プログラム（advanced ERAS protocol：A-ERAS 法）を考案した．多職種相互関係チーム医療体制で実施してきた A-ERAS 法について紹介する．

Key words 呼吸器外科手術（respiratory surgery），肺癌（lung cancer），サルコペニア（sarcopenia），呼吸リハビリテーション（pulmonary rehabilitation），相互関係チーム医療体制（interdisciplinary team approach）

はじめに

呼吸器外科手術を受ける患者の多くは高齢であるうえに，長期間の喫煙などの影響をベースに呼吸機能の障害を抱えている場合も少なくない．呼吸機能の低下に基づく日常活動量の低下が食事摂取量の低下へつながり，その結果として呼吸筋を含めた全身の筋力低下を生じ，さらなる活動量低下に至る悪循環に陥ったサルコペニアやフレイルと呼ばれる症例もしばしば経験する．このような状態の患者に対して肺切除術をはじめとする呼吸器外科手術が行われた場合，呼吸機能はさらに障害されるため，生活の質（QOL）が低下するだけでなく術後回復の過程に合併症を生じ管理に難渋することも少なくない．

呼吸機能に障害を有する患者に対して行われる呼吸器リハビリテーションは通常長期間にわたるプログラムで行われ，低強度運動療法および筋力トレーニングを継続的に行うことの有効性が示されている[1]．一方，周術期など短期間で最大限に効果を上げるプログラムについては十分なコンセンサスを得られていないのが現状であろう．

術後回復の促進を目指した周術期管理プログラムとして，大腸癌手術を中心に enhanced recovery after surgery（ERAS）protocol が広く適用されるようになってきた．ERAS の基本コンセプトは，手術後の回復促進に役立つ各種のケアをエビデンスに基づき統合的に導入した"集学的リハビリテーションプログラム"により，術後に迅速な回復を達成することにある[2]．

呼吸器外科手術の特性を考慮し，基盤となる ERAS に加えて術前に行う包括的呼吸リハビリテーション（可及的高強度の理学・運動療法と強化栄養療法）と術後当日に離床および食事を開始

* Hiroaki HARADA，〒 739-0041 広島県東広島市西条町寺家 513 東広島医療センター呼吸器外科，部長・呼吸器研究室，室長

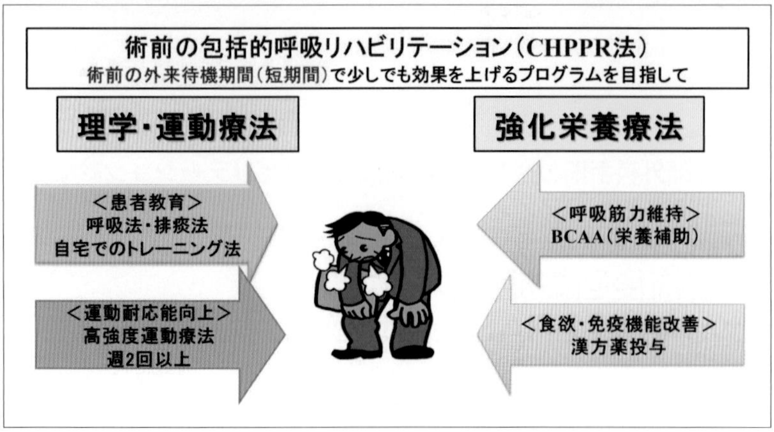

術前の包括的呼吸リハビリテーション（CHPPR法）
術前の外来待機期間（短期間）で少しでも効果を上げるプログラムを目指して

理学・運動療法　　　　　　　　　強化栄養療法

＜患者教育＞
呼吸法・排痰法
自宅でのトレーニング法

＜呼吸筋力維持＞
BCAA（栄養補助）

＜運動耐応能向上＞
高強度運動療法
週2回以上

＜食欲・免疫機能改善＞
漢方薬投与

図 1.
術前の包括的呼吸リハビリテーション（CHPPR 法）

する進化型術後回復促進プログラム（advanced ERAS protocol：A-ERAS 法）を考案した. 多職種相互関係チーム医療（interdisciplinary team approach）にて行う A-ERAS 法について解説を交え紹介する.

呼吸器外科手術の周術期に行う呼吸リハビリテーション

周術期という短期間で呼吸状態のみならず全身状態の改善や維持をはかるプログラムの開発には，呼吸リハビリテーションの主たる要素である理学療法，運動療法に加えて栄養療法を効果的に組み合わせることが重要となる. また術前と術後リハビリテーションそれぞれの特徴的な役割と意義を考慮したプログラムの実践が望まれる.

1．術前の呼吸リハビリテーション
1）術前リハビリテーションの意義と問題点

呼吸機能に加え身体機能や運動耐容能の向上を目的として行うが，術前という限られた期間でも効果の上がるプログラムが望まれる. 術前呼吸リハビリテーションの有効性に関する報告の多くは，術前 4 週間程度にわたり週 5 日，1 セッション 90 分〜3 時間ほどのプログラムによるものである[3)4)]. さらに短期間のプログラムとして術前 1 週間，連日，1 日 3 回のトレッドミルに加え 1 日 2 回の呼吸訓練を行うプログラムの効果について無作為比較試験があり，術後合併症の発生率，術後在院期間において有意差が認められたとされている[5)].

このように可及的高強度の運動療法を頻回に行

うプログラムは短期間でも有効とされるが，地方の病院で高齢者の外来治療として行うには現実的ではない.

2）栄養状態の改善

術前の栄養状態は術後の合併症発生に関連する重要因子である. 呼吸器外科手術の対象となる患者の多くは高齢であり，慢性閉塞性肺疾患（COPD）などの基礎疾患も有し，栄養状態や筋力が低下したサルコペニアを背景とした患者も少なくない.

食欲改善ならびに免疫機能改善作用を認める補中益気湯™は COPD においても有効な薬剤とされる[6)]. COPD では，蛋白質代謝異常から分岐鎖アミノ酸（BCAA）の低下が生じており，サルコペニアにおいても血中必須アミノ酸濃度が低下している[7)]. BCAA には異化抑制に加え筋蛋白質合成促進作用があり BCAA の投与により呼吸筋を維持できるとの報告もある[8)].

独自の解析ではあるが，栄養状態の低下している患者は呼吸筋力が弱く，日常活動量も低下しており，さらに呼吸筋力および骨格筋量は肺癌術後の合併症や予後と関連することも判明しており，術前に栄養状態を改善することの重要性が強く示唆された.

3）術前の包括的呼吸リハビリテーション（comprehensive preoperative pulmonary rehabilitation；CHPPR）

術前に患者の全身状態を向上させるべく，術前待機期間（2〜5 週）において週 2 回程度の外来通院による可及的高強度の理学・運動療法に加え，栄養士が関与・サポートする強化栄養療法（BCAA

と漢方薬投与)を行うプログラム(CHPPR 法：図1)を考案した．CHPPR 法は地方病院においても広く実施可能なプログラムとして術前待機期間を有効に利用すべく導入したものであり，その詳細について以下に記す．

a）可及的高強度の理学・運動療法：原則週2回以上の外来通院にて，理学療法士によるカウンセリングと，可及的高強度(修正 Borg 指数：5程度)の運動療法(エルゴメーターならびに下肢筋力トレーニング)を1回40分間程度実施した．また呼吸法や排痰指導に加え，自宅での自主トレーニング法(訓練器を用いた呼吸訓練ならびにウォーキング)の教育・指導を行った．

b）強化栄養療法：管理栄養士が患者の状態と抱える問題点について確認し，数回にわたり栄養指導を行った．また全身および呼吸筋の増強・維持を目的に BCAA を含む栄養補助食品の摂取と漢方薬の投与を行った．

4）CHPPR 法の効果・成績について

a）標準手術である肺葉切除施行例における検討：70歳以上の肺葉切除例を対象に，年齢，性別，body mass index，手術アプローチ，病理学的病期(進行度)をマッチさせた propensity score-matched 解析を行った(CHPPR 法施行/非施行群それぞれ83例)．多変量ロジスティック回帰分析にて，CHPPR 法は合併症発生を軽減させる独立した有意な因子であった(オッズ比：0.315, 95%信頼区間：0.093〜0.922, $p=0.0346$)．

b）高齢・低体重患者(70歳以上で標準体重の90%未満：サルコペニアを背景とする患者)における検討：70歳以上のサルコペニアを背景とする肺葉切除例において，術後合併症発生率は CHPPR 法施行群(11例)の27.3%に対し非施行群(22例)で72.7%であった($p=0.024$)．多変量ロジスティック回帰分析にて，CHPPR 法施行の有無は術後合併症の発生と関連する独立した有意な因子であった(オッズ比：0.10, 95%信頼区間：0.01〜0.99, $p=0.049$)[9]．

c）栄養指標・身体活動量・呼吸筋力に関する

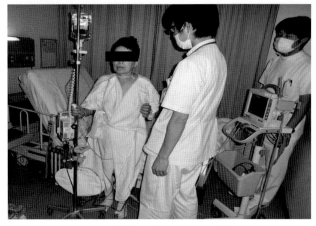

図 2．術後4時間における離床
(医師・看護師・理学療法士による)

検討(連続17例での検討)：CHPPR 法を行うことで，プレアルブミンは25.00 mg/dl から26.75 mg/dl に($p=0.078$)，レチノールは3.28 mg/dl から3.75 mg/dl に($p=0023$)上昇した．また身体活動量は増加し，呼吸筋力(最大吸気圧と最大呼気圧)も有意に増強した．

2．術後の呼吸リハビリテーション

1）術後リハビリテーションの目的と意義

術後可能な限り早期に療養環境を日常に近づける努力が，呼吸器・循環器・脳血管系の合併症予防およびせん妄予防における共通方策とされる．また術後における運動耐容能低下は身体活動量の低下や QOL の悪化にもつながる．介入が集中的に可能な術後入院期間に，合併症予防のみならず最大限に運動耐容能や身体活動量を回復させることも術後呼吸リハビリテーションの重要な役割である．

2）術当日に行う離床と食事開始の忍容性と意義

ERAS に準じた術後管理を行った場合，術後の早期歩行と食事摂取が合併症予防に重要であったと報告されている[10]．呼吸器外科手術と消化器外科手術では，腹筋群への障害や消化管への影響に違いがあるため，肺切除後4時間経過した後に医師・看護師・理学療法士による多職種チーム体制のもとで座位から立位へと段階的な離床を行い(図2)，さらに言語聴覚士が簡易水飲み試験で誤嚥がないことを確認したうえで術当日から夕食を摂取する取り組みを行った．

<手術後のリハビリテーション目標>　　　　名前 [　　　　　　　　]

この目標に沿って，手術後にリハビリテーションを行っていきます．
動いたときの痛みを，0〜10の数値で表すとどの程度になるか，看護師・リハビリテーション担当者より確認をして
いきます．息苦しさや痛みがあれば，お伝えください．

実施できたら〇，できなかったら×を記載してください

期間			リハビリテーション到達目標	体重測定	実施の有無
／	第1病日	午前	① トイレまで歩行できる	kg	
		午後	② 廊下半分（50m程度）歩行できる	kg	
／	第2病日	午前	③ 廊下半分往復（100m程度）歩行できる	kg	
		午後	④ 廊下一周（150m程度）歩行できる	kg	
／	第3病日	午前	⑤ 廊下一周半（200m程度）歩行できる	kg	
		午後	⑥ リハビリテーション室で歩行練習ができる	kg	
／	第4病日	午前	⑦ リハビリテーション室で歩行練習ができる	kg	

図3. 術後のリハビリテーション目標レベル

術後4時間の時点で早期離床（立位およびその場での足踏みまで）は80%以上の患者において達成可能であった．

術当日の夕食は50%以上の患者で通常摂取量の半分程度の摂取が可能であった．術翌日の朝食は80%以上の患者において通常摂取量の半分程度を摂取できた．なお本法施行例の中で5例は過去の外科手術の際に術後せん妄の発症歴があったが，いずれも術後せん妄を発症しなかった．

3）術翌日以降のリハビリテーションにおける問題点

術翌日以降は，理学療法士のみならず看護師が重要な役目を担う．看護師は日々担当が異なり，担当者によって看護レベルに少なからず差のあることが問題となる．当院では病棟看護師全員が同じ目的意識と判断基準を持つために術後1日目〜3日目の午前と午後に分けて目標レベルを設定し，統一したレベルの離床・リハビリテーション対応が行える体制を確立している（図3）．

術後リハビリテーションが順調に行えるかどうかは術前からのオリエンテーションを含めた患者の理解に加え，術後の疼痛コントロールが重要である．呼吸器外科手術の場合，傷の大きさのみが痛みの程度を規定するものではなく，個人差が極めて大きいことを肝に銘じておく必要がある．

3．多職種チーム医療

チームリーダーのもとに各メンバーが独立して

その専門性を発揮するが，職種間の議論や意見交換は少なく，チームリーダーが治療方針を決定するチーム医療体制が multidisciplinary team（多職種チーム）approach とされる．さらに各職種が対等な立場でより解放的かつ多角的に意見交換を定期的に行い，意思疎通と情報の共有のもとに患者に対応し，治療方針の決定を含め相互依存的な連携・協力を行うチーム医療体制を interdisciplinary team（相互関係チーム）approach と呼ぶ．目指すべきは相互関係チームであり，チームリーダーである医師には，チームの構成員がお互いを尊重し，各々が自身の能力向上に努めていく「やりがいのある」組織へと導いていくリーダーシップが必要であろう．

相互関係チーム医療を行うためにはチームカンファレンスが必須であり，医師，理学療法士，管理栄養士，看護師，薬剤師，生理検査技師などが一堂に会し定期的に行うカンファレンスの詳細について以下に記す．

1）月1回の会議

① 理学療法の実施状況，② 栄養療法の実施状況，③ 各種検査結果，④ 術後経過などについて，各職種が専門的な観点から問題点や改善すべき点などについて検討した．

2）週1回の会議

手術直前の患者を対象とし，① 理学療法・栄養療法の実施状況，② 患者の状態や問題点の確認，

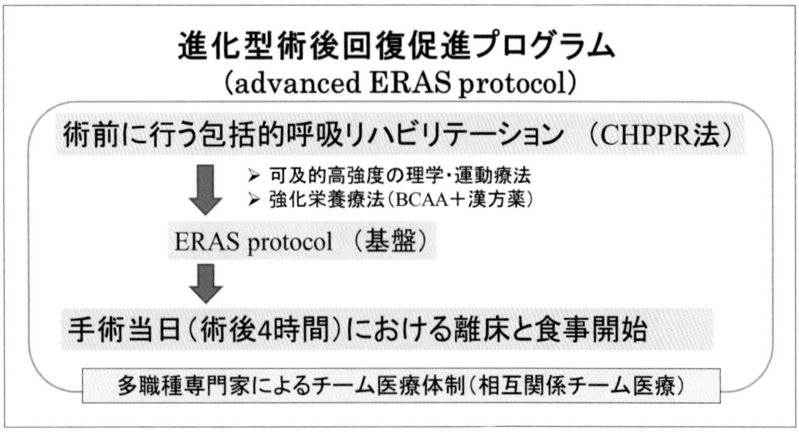

進化型術後回復促進プログラム
（advanced ERAS protocol）

術前に行う包括的呼吸リハビリテーション（CHPPR法）

➤ 可及的高強度の理学・運動療法
➤ 強化栄養療法（BCAA＋漢方薬）

ERAS protocol（基盤）

手術当日（術後4時間）における離床と食事開始

多職種専門家によるチーム医療体制（相互関係チーム医療）

図 4.
進化型術後回復促進プログラム
（advanced ERAS protocol）

③ 術式や基礎疾患などに基づいた術後管理・リハビリテーション計画になどについて討議した．

4．進化型術後回復促進プログラム（advanced ERAS protocol：A-ERAS 法）

多職種相互関係チームでERASを基盤に行う，術前の待機期間のCHPPR法と術後当日に離床と食事を開始する取り組みを加えたadvanced ERAS protocol（A-ERAS法）は，呼吸器外科手術の周術期における呼吸リハビリテーションとして多くの病院で実践可能であり，術後合併症の予防だけでなく全身状態の維持につながるプログラムと思われる（図4）．

まとめ

A-ERAS法は，医師の技量のみでなく地方病院が病院全体の総合力を駆使したチーム医療であり，患者側・医療者側の相互理解に基づいた治療につながると考える．患者にとっては術前から多職種専門家と接することで積極的に治療に取り組む環境（self-efficacy：自己効力感）を構築でき，医療者側にとってもやりがいのある組織で行う取り組みであり，有益なプログラムと考える．

文　献

1) Ries AL, et al：Pulmonary rehabilitation：Jpint ACCP/AACVPR Evidence-based clinical practice guidelines. *Chest*, **131**：4S-42S, 2007.
2) Fearon KC, et al：Enhanced recovery after surgery：a consensus review of clinical for patients undergoing colonic resection. *Clin Nutr*, **24**：466-473, 2005.
   Summary 消化器外科（大腸がん）手術の術後回復促進を目指した周術期管理プログラムのコンセンサスレビュー．
3) Benzo R, et al：Preoperative pulmonary rehabilitation before lung resection：results from two randomized studies. *Lung Cancer*, **74**：441-445, 2011.
4) Morano MT, et al：Preoperative pulmonary rehabilitation versus chest physiotherapy in patients undergoing lung cancer resection：a pilot randomized controlled trial. *Arch Phys Med Rehabil*, **94**：53-58, 2013.
5) Pehlivan E, et al：The effects of preoperative short-term intense physical therapy in lung cancer patients：a randomized controlled trial. *Ann Thorac Cardiovasc Surg*, **17**：461-468, 2011.
   Summary 術前1週間の高強度理学療法を行う術前リハビリテーションプログラムの報告．
6) Guo R, et al：Herbal medicines for the treatment of COPD：a systemic review. *Eur Resp J*, **28**：330-338, 2006.
7) Kobayashi H：Age-related sarcopenia and amino acid nutrition. *J Physical Fitness Sports Med*, **2**：401-407, 2013.
8) Yoneda T, et al：Plasma level of amino acids and hypermetabolism in patients with chronic obstructive lung disease. *Nutrition*, **17**：95-99, 2001.
9) 原田洋明ほか：相互関係チームによる術前包括的呼吸リハビリテーション：高齢低体重患者での効果．日呼ケアリハ学誌，**26**：129-134，2016．
10) Das-Neves-Pereira JC, et al：Fast-track rehabilitation for lung cancer lobectomy：a five-year experience. *Eur J Cardiothorac Surg*, **36**：383-391, 2009.
    Summary ERAS に準じた術後管理（fast-track rehabilitation）を実施した肺癌患者の成績報告．

MB Med Reha **No.266**：30-35, 2021

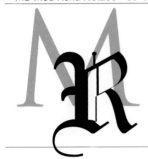

特集／胸部外科手術の進歩と術前術後のリハビリテーション診療

肺移植とリハビリテーション治療

高橋　諒[*1]　　上月正博[*2]

Abstract　　肺移植は，重症呼吸不全患者に対する唯一の根本的治療法であり，生命予後の改善や生活の質の改善が可能である．本邦の肺移植患者の生存率は，国際登録の生存率に比べて大きく上回っている．生命予後の改善により，肺移植患者の運動耐容能，生活機能などに関心が向けられるようになった．その改善にはリハビリテーション治療が重要である．移植後急性期ではICUからコンディショニング，ADL訓練，運動療法などの呼吸リハビリテーションを開始する．急性期から回復期にかけて，ADL訓練や筋力・持久力訓練を行う．病期や病態によりリハビリテーションプログラムの構成を調整しながら行う．肺移植後は，リハビリテーション治療を継続することで徐々に運動耐容能，筋力，活動量の改善を認める．本稿では肺移植患者の周術期におけるリハビリテーションについて述べる．

Key words　　肺移植(lung transplantation)，呼吸器リハビリテーション(pulmonary rehabilitation)，運動耐容能(exercise capacity)

はじめに

　肺移植は，本邦では1997年に臓器の移植に関する法律(臓器移植法)が施行され，脳死下による臓器提供による移植が可能になった．2010年に改正臓器移植法が施行され，脳死肺移植数は増加している．生体肺葉移植は，親子，兄弟また配偶者などの親族より臓器提供を受ける深刻なドナー不足に対応するための治療として普及した．2020年末時点での本邦における累計の肺移植数は838例(脳死肺移植584例，生体肺葉移植251例，心肺同時移植3例)となった．移植登録日から移植日までの平均待機期間は，906.8日(約2年5か月)である[1)2)]．

　脳死肺移植の5年および10年生存率はそれぞれ71.2%，58.9%であり，生体肺葉移植では，73.6%，61.9%である[3)]．国際登録の生存率は，56.8%，36.1%であり，本邦では大きく上回っている[4)]．生命予後の改善により，肺移植患者(レシピエント)の運動耐容能，生活機能，生活の質に関心が向けられるようになった[5)]．移植前は，重度の息切れのために日常生活活動量，身体機能は低下している[6)]．移植後には，肺機能，身体機能は徐々に改善するが，退院時，3か月後の運動耐容能も術前に比べて低いことがある[7)]．肺移植前後ではリハビリテーション治療が重要である[8)]．本稿では肺移植患者の周術期のリハビリテーションについて自験例も踏まえながら解説する．

[*1] Ryo TAKAHASHI, 〒980-8574 宮城県仙台市青葉区星陵町1-1　東北大学大学院医学系研究科内部障害学分野
[*2] Masahiro KOHZUKI, 同大学大学院医学系研究科内部障害学分野，教授／同大学病院内部障害リハビリテーション科，科長

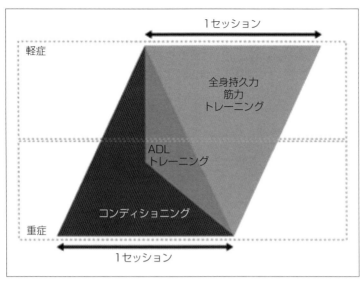

図 1. 術後回復期におけるプログラム構成

表 1. 肺移植後入院中のリハビリテーションでの推奨メニュー

- 術後約 24 時間からリハビリテーションを開始する. 呼吸理学療法, 排痰訓練, 体位交換, 早期の運動療法(ベッド上の自転車, 表面電気刺激など)などを行う.
- 周術期の呼吸リハビリテーションには, 十分な酸素投与下かつ神経障害性疼痛の管理の元に呼吸理学療法, バランス運動, 上下肢の関節可動域訓練を行う.
- 切創痛や移植肺のための脱神経咳反射の障害のために, 患者が意識的に咳をするように指示する.
- 胸腔ドレーンや疼痛に注意しながら, ベッドから椅子への移動やウォーカーを用いての歩行訓練を行う.
- 徐々に下肢筋力増強訓練も組み込む.
- 手術アプローチに応じて最大 6 週間程度は上肢筋力増強訓練や関節可動域訓練を行う際は十分注意をして行う.
- 患者の安全確保や退院後の転倒の危険性を最小にするために, 下肢筋力増強訓練, バランス訓練, 歩行訓練は入院中に十分行う.
- 退院時までには必要な医療器具, リハビリテーション器具を揃えておく.

肺移植後のリハビリテーション

術後急性期における呼吸リハビリテーションでは, 体位管理, 呼吸練習, 排痰などによるコンディショニング, 早期離床を中心とする ADL トレーニング, 全身持久力・筋力トレーニングなどの運動療法を, 重症度に合わせて施行する.

術後呼吸リハビリテーションにおけるプログラム構成は**図 1**のように, 縦軸は重症度, 横軸は開始時における 1 セッション内で推奨される各トレーニングの割合として表現される[9]. 開始後は, 縦軸を術後の時間経過として捉え, 離床に合わせて 1 セッションにおけるプログラム内容を日々調整しながら行う. 運動療法の頻度, 強度, 実施時間, 種類の割合は重症度, 病態, 病期により異なる.

肺移植後早期の入院中のリハビリテーション治療における研究報告は限られており, 十分なエビデンスが確立したプログラムはまだないが, 現在示されている肺移植後入院中のリハビリテーションでの推奨メニューを**表 1**に示す[5)10)].

肺移植術直後のリハビリテーション

肺移植術直後, 鎮静下では, 無気肺予防に積極的な体位ドレナージなどのコンディショニングを行う. 術後から離床が可能となるまではコンディショニングが主体となる. ベッド上での上下肢他動運動, 関節可動域訓練を開始する. 覚醒に合わ

表 2. ICU で早期離床や早期からの積極的な運動を原則行うべきでないと思われる場合

1) 担当医の許可がない場合
2) 過度に興奮して必要な安静や従命行為が得られない場合（RASS≧2）
3) 運動に協力の得られない重篤な覚醒障害（RASS≦−3）
4) 不安定な循環動態で，IABP などの補助循環を必要とする場合
5) 強心昇圧薬を大量に投与しても，血圧が低すぎる場合
6) 体位を変えただけで血圧が大きく変動する場合
7) 切迫破裂の危険性がある未治療の動脈瘤がある場合
8) コントロール不良の疼痛がある場合
9) コントロール不良の頭蓋内圧亢進（≧20 mmHg）がある場合
10) 頭部損傷や頚部損傷の不安定期
11) 固定の悪い骨折がある場合
12) 活動性出血がある場合
13) カテーテルや点滴ラインの固定が不十分な場合や十分な長さが確保できない場合で，早期離床や早期からの積極的な運動により事故抜去が生じる可能性が高い場合
14) 離床に際し，安全性を確保するためのスタッフが揃わないとき
15) 本人または家族の同意が得られない場合

RASS：Richmond Agitation-Sedation Scale
IABP：大動脈内バルーンパンピング術

せ自動運動を開始する．

ADL トレーニングは，寝返りや起き上がり，端座位などの離床に向けた基本動作の練習から開始し，受動座位保持，座位時間の延長などを行う．肢位や体位に制限があれば，その制限内で可能な限りの動作獲得を目指す．

全身持久力・筋力トレーニングは，自動運動から開始し，可能であれば抵抗運動へ進める．移植前に比べて，移植後1〜2か月の期間で大腿四頭筋力が32%低下したという報告もあり，筋力低下が急速に進む[11]．移植後早期には，低強度の抵抗運動から開始する．端座位が可能となったら足踏みなど持久力トレーニングを開始する．疼痛やSpO_2，循環動態をモニタリングし，介助下の歩行訓練を行う．

ICU においては，入室後より筋量や筋力が低下し，機能障害や死亡率の増加に関係していると報告されている[12][13]．ICU で早期離床や早期からの積極的な運動療法を勧められない場合[14]（**表 2**）以外では，運動療法は可能であり，早期開始に努める．

肺移植術後急性期から回復期の リハビリテーション

ICU 退室後は下肢筋力増強を目指し，より強度の運動療法を行う．上肢のトレーニングは創部の安静や保護が必要な場合もあるため外科医と相談しながら行う．

コンディショニングは，臥床による運動機能低下のために一定の割合では継続は必要である．

ADL トレーニングは，座位時間の延長，移乗，食事，排泄などの自立に向けて行う．移植後早期の患者では，酸素吸入が必要なことが多い．息切れなどの症状軽減のために作業療法士によるADL トレーニングなども考慮する．基本的 ADLが自立するに従い ADL トレーニングの割合は減少する．

運動療法では，ベッドサイドで可能なものから開始し，病棟内歩行を中心とした低強度の全身持久力・筋力トレーニングの割合を徐々に増やす．運動強度や時間の延長をはかりながら進めていく．運動療法時には，SpO_2脈拍数をパルスオキシメーターでモニタリングし，SpO_2は90%以上を維持できるようにする．運動強度の設定には，息切れの自覚症状を基準とすることもあるが，移植前後で息切れの感受性が変化する患者もいる．

有酸素運動は，移植後にも1週間に5日，1日合計で20〜30分程度を目標とする．運動療法にはストレッチなどの5〜10分間のウォーミングアップとクールダウンを含める．自転車エルゴメータ，トレッドミルなどリハビリテーション室での運動を開始する．

表 3. 呼吸器リハビリテーション運動療法の中止基準

呼吸困難	修正 Borg スケール 7〜9
その他の自覚症状	胸痛, 動悸, 疲労, めまい, ふらつき, チアノーゼなど
心拍数	年齢別最大心拍数(220−年齢)の 85%に達したとき, (肺性心を伴う COPD では 65〜70%)不変ないし減少したとき
呼吸数	毎分 30 回以上
血圧	高度に収縮期血圧が下降したり, 拡張期血圧が上昇したとき
SpO$_2$	90%未満になったとき

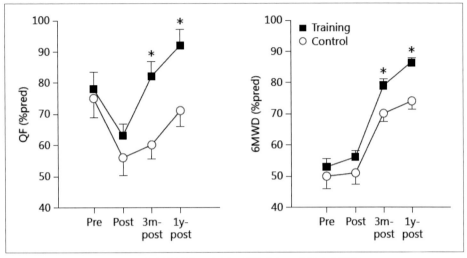

図 2. 肺移植前後の大腿四頭筋力と 6 分間歩行距離

運動量を増やしていくと同時に日常生活における活動として, 歩数計による記録などにより具体的に活動量が増えるように指導する. また, 感染症による体調不良や気胸などにより一度リハビリテーションを中止した場合は, 持久力や筋力が落ちていることが多く, 再開時には過負荷にならないように注意を要する. 呼吸リハビリテーションにおける運動療法の中止基準[9]を表3に示す.

肺移植後のリハビリテーション

移植後は, 肺機能は改善するものの, 筋力や運動耐容能は 1 年経過後も低値であることが多い. Langer らは, 肺移植患者に対して, 退院後に 12 週間, 週 3 回の高強度下肢持久力訓練と筋力訓練を外来通院型呼吸リハビリテーションとして行った. 移植後は, 入院時の安静などにより移植後退院時, 3 か月後の運動耐容能も術前に比べて低いことが多い. リハビリテーションにより, 大腿四頭筋力, 6 分間歩行距離, 1 日の歩行時間, 歩数は, コントロール群に比して有意に改善してい

る[15](図 2). 退院後にも活動量を落とさないような指導を含めたリハビリテーションが有効であると考えられる.

症 例

症例は 48 歳, 男性. 喘息と COPD のオーバーラップ(ACO)患者である. XX−19 年に診断され在宅酸素療法を導入し, XX−3 年に移植登録を行った. 酸素は安静時 4 l/min, 労作時 5 l/min, 睡眠時 4 l/min 使用していた.

20XX 年 Y 月 Z 日, 脳死右片肺移植が施行された. ICU で翌日から体位ドレナージ, ポジショニング, 他動運動などの呼吸リハビリテーション治療を開始した. 術後 3 日には人工呼吸器を離脱し抜管した. 排痰訓練やベッドアップ, 疼痛に合わせてベッド上で自動運動, また, 口腔ケアなど早い段階での ADL トレーニングを進めた. 術後 4 日目端座位, 術後 5 日目立位訓練を実施した. 立位保持や移乗は, 筋力・持久力が著しく低く, 複数回の実施は困難であった.

表 4. 結果

		術後 1 か月	術後 2 か月
呼吸機能検査	FVC	2.06 l (48%)	2.40 l (56%)
	FEV_1	1.86 l (51%)	2.08 l (56%)
6分間歩行試験	6MD	192 m	465 m
	SpO_2	97→94%	97→88%
	PR	102→130 bpm	86→151 bpm
修正 Borg スケール	呼吸困難	0.5→3	0→4
	下肢疲労	1→4	0.5→4

FVC：努力性肺活量
FEV_1：1秒量
6MD：6分間歩行距離
SpO_2：経皮的動脈血酸素飽和度
PR：脈拍数

術後 7 日目, ICU から一般病棟へ転棟した. 酸素(1〜2 l/min)を使用し, 介助歩行訓練を開始した. 術後 2 週間で酸素(1〜2 l/min)を使用し, 休憩を挟みながらの歩行が 100 m 程度可能となった. 気胸を発症し手術となり, リハビリテーションは一時休止した. 術後 3 週で酸素投与なしで100 m 程度の歩行が可能となった. 自転車エルゴメータなどの有酸素運動を開始した. また, 作業療法による ADL や上肢トレーニング, 復職訓練などを開始した.

術後 1 か月の呼吸機能検査, 6 分間歩行試験の結果を表4に示す. 歩数計では約2,000歩/日程度であり, 訓練時間以外は, 自主トレーニングとして病棟内歩行で活動量を維持するように毎週1,000 歩程度ずつ増やすよう指導した.

術後 2 か月, 呼吸困難感 mMRC(modified British Medical Research Council)は grade 0 で, 呼吸機能検査, 6 分間歩行試験は改善した(表4).

病棟生活での歩数は7,000〜8,000歩/日となった.

術後 66 日目に退院し, 復職予定となった. 退院後は入院中に実施した筋力トレーニングや活動量の指標として歩数計記録を指導した.

おわりに

肺移植レシピエントの適応除外条件の 1 つに, 「リハビリテーションが行えない, またはその能力が期待できない症例」という項目がある. 術後早期から呼吸リハビリテーションを行うことで, 早期の病棟内 ADL 獲得が可能となる. 移植後もリハビリテーション継続により運動機能向上や生存率維持, ADL 獲得だけではなく, 活動量維持, 復職や社会参画などの可能性がある. 本稿では肺移植患者の周術期のリハビリテーションについて解説した.

文 献

1) 公益社団法人 日本臓器移植ネットワーク〔https://www.jotnw.or.jp/〕
2) 日本肺および心肺移植研究会〔http://www2.idac.tohoku.ac.jp/dep/surg/shinpai/index.html〕
3) ISHLT web page〔http://www.ishlt.org/〕
4) 日本肺および心肺移植研究会：本邦肺移植症例登録報告—2020—. 移植, **55**(3)：271-276, 2020.
5) 上月正博：肺移植とリハビリテーション. 移植, **54**(6)：265-271, 2019.
6) Langer D, et al：Determinants of physical activity in daily life in candidates for lung transplantation. *Respir Med*, **106**(5)：747-754, 2012.
7) Langer D, et al：Rehabilitation in patients before and after lung transplantation. *Respiration*, **89**：353-362, 2015.
8) Spruit MA, et al：An offcial American Thoracic Society/European Respiratory Society statement：key concepts and advances in pulmonary rehabilitation. *Am J Respir Crit Care Med*, **188**：e13-e64, 2013.
9) 日本呼吸ケア・リハビリテーション学会, 日本呼吸器学会, 日本リハビリテーション医学会, 日本理学療法士協会(編)：呼吸リハビリテーションマニュアル—運動療法 改訂第2版. 照林社, 2012.
10) Rochester CL, et al：Pulmonary rehabilitation for respiratory disorders other than chronic obstructive pulmonary disease. *Clin Chest Med*, **35**：369-389, 2014.
   Summary 肺切除術後, 肺移植後の呼吸リハビリテーションの推奨メニューや患者教育プログラムに関して述べている.
11) Maury G, et al：Skeletal muscle force and functional exercise tolerance before and after lung transplantation：A cohort study. *Am J Transplant*, **8**(6)：1275-1281, 2008.

12) Herridge MS, et al : Functional disability 5 years after acute respiratory distresssyndrome. *N Engl J Med*, **364** : 1293-1304, 2011.

13) De Jonghe B, et al : Paresisacquired in the intensive care unit : a prospectivemulticenter study. *JAMA*, **288** : 2859-2867, 2002.

14) 日本集中治療医学会早期リハビリテーション検討委員会：ガイドライン 集中治療室における早期リハビリテーション〜根拠に基づくエキスパートコンセンサス〜. 日集中医誌, **24** : 255-303, 2017.

15) Langer D, et al : Exercise training after lung transplantation improves participation in daily activity : a randomized controlled trial. *Am J Transplant*, **12** : 1584-1592, 2012.

Summary RCT によって，移植術後通院型呼吸リハビリテーションによる運動耐容能，筋力，日常生活活動，QOL の改善を示した.

MB Med Reha **No.266**：36-42, 2021

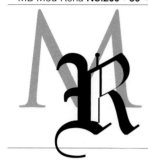

特集／胸部外科手術の進歩と術前術後のリハビリテーション診療

肺移植：サルコペニアと 栄養・リハビリテーション治療

芳川豊史[*1]　大島洋平[*2]　大島綾子[*3]

Abstract　肺移植は，内科的治療が尽くされた末期呼吸不全患者における唯一の治療手段として世界的に確立し，本邦でも，手術手技や一般的な周術期管理以外の患者管理に，焦点が当てられるようになってきた．肺移植適応患者は，末期の慢性呼吸不全患者であり，日常生活における活動性は低い．さらに，運動機能や日常生活動作能力も極めて低下するなど，いわゆるサルコペニアの病態である患者も多い．したがって，長い待期期間だけでなく周術期を生き抜くためにも，肺移植待機患者に対する術前リハビリテーション治療や栄養療法は重要である．また，肺移植によって肺機能は劇的に改善するが，肺の機能を活かすための身体機能は何も変化しない．したがって，肺移植後のリハビリテーション治療では，低下した身体機能の向上をはかり，日常生活動作能力を高めることで，早期社会復帰を目指すことが目標となる．肺移植患者や肺移植待機患者において，サルコペニアと栄養状態の管理の観点からの多角的なリハビリテーション治療が，今後さらに重要となる．

Key words　肺移植(lung transplantation)，栄養(nutrition)，リハビリテーション(rehabilitation)，サルコペニア(sarcopenia)

はじめに

　肺移植は，内科的治療が尽くされた末期呼吸不全患者における唯一の治療手段として世界的に確立した．我が国においても，1998年の本邦初の生体肺移植から，これまでに800例を超える肺移植が行われてきた[1)]．さらに，本邦での肺移植の成績は，5年生存率が70%を超え，10年生存率も60%を超えるなど，世界で最も良好である．しかしながら肺移植後の生存率は，固形臓器移植の中では，小腸と並び低い値である．これには，肺は外界と通じた臓器であり，免疫機構が発達しているために拒絶反応が起こりやすく，免疫抑制がより多く必要である一方，気道を通じて病原体にもさらされやすく，過度の免疫抑制は感染症を起こ

すというジレンマがあるなど，移植後の患者管理が難しいことが主要な原因である．現在，肺移植実施施設は，国内で10施設と限られているが，肺移植待機患者や肺移植後患者は全国各地でフォローされていて，決して特殊な医療ではない．したがって，今回，胸部外科領域の術前術後のリハビリテーション治療について，サルコペニアと栄養の観点を踏まえ，筆者らの経験を基に概説する．

肺移植適応患者の全身状態

　一般的に，肺移植の適応となる末期呼吸不全患者は，重度な呼吸機能障害のため，日常生活における活動性は低い．そのため，運動機能や日常生活動作(ADL)能力も極めて低下している．また，病的な肺を用いて呼吸をするために，安静時の呼

*1 Toyofumi F. CHEN-YOSHIKAWA，〒466-8550 愛知県名古屋市昭和区鶴舞町65　名古屋大学大学院医学系研究科呼吸器外科学，教授
*2 Yohei OSHIMA，京都大学医学部附属病院リハビリテーション部，理学療法士
*3 Ayako OSHIMA，同病院疾患栄養治療部，管理栄養士

吸であっても，多くの呼吸筋の動員が必要で，健常者よりも多くのエネルギーを要する．しかしながら，食事中も息が苦しく，食事摂取量も減りがちで，エネルギー摂取が十分にできなくなり，その結果，筋力が低下し活動能力もさらに低下するという負のスパイラルに陥っている（**図1**）．また，本邦のような臓器ドナー不足で肺移植の待機期間が長い国では，待機期間中の全身状態の悪化で，肺移植に辿り着けない可能性が高くなる．したがって，肺移植待機患者に対する術前リハビリテーション治療，そして全身状態を保つための栄養療法は重要である[2]．さらに，肺移植を行い，病的な肺を健康な肺に置き換えても，疲弊した全身状態がすぐに改善しないことから，術後に，長期にわたる効果的なリハビリテーション治療や栄養療法が肝要である．

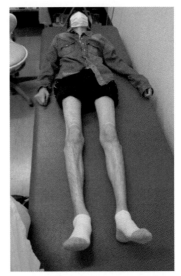

図 1．肺移植術前患者の下肢の外観

肺移植とサルコペニア

サルコペニアは，筋肉量の低下とそれに関連する筋肉の強さとその機能の低下として定義され，1989年にRosenbergにより提唱された[3]．2014年には，本邦を含むアジアの疫学データを基にAWGS[4]からサルコペニアの定義が発表されるなど，近年，日常生活動作（ADL）の低下，フレイル，予後などとの関係が明らかとされ，その診断と治療に対する関心が世界的に高まっている．また，サルコペニアには，加齢に伴う一次性サルコペニアと，活動不足，疾患，栄養不良が原因の二次性サルコペニアがある．二次性サルコペニアの原因疾患としては，重症臓器不全や炎症性疾患があり，肺移植の適応患者は，COPD（慢性閉塞性肺疾患）など慢性呼吸不全を呈する消耗性疾患であることが多く，両方に当てはまる．肺移植患者の大半は，筋肉量の低下を示すことがわかっており，肺移植患者において骨格筋量と質を維持することは肺移植後の順調な回復に必須である．肝臓や腎臓の移植では，サルコペニア患者の移植後の予後が悪いことが知られている．慢性呼吸不全では，筋力，体組成，筋肉の量が患者の生存と相関

するといわれているが，肺移植では，サルコペニアが移植後の予後に与える影響について，種々の報告が散見され始めた状況である[5]．しかしながら，肺移植適応患者におけるサルコペニアという病態の評価と同病態への介入には，栄養およびリハビリテーション治療は欠かすことのできない，いわば車の両輪であり，今後，多職種混合でのチーム医療がますます重要となる．

肺移植患者における術前状態の評価

筆者の前任地である京都大学の肺移植患者および肺移植待機患者において，以下に示す2つの検討を行ったので概説する[6)7]．

まず我々は，肺移植の術前状態の評価の1つとして，WHOの基準に基づくBMIを用いた「痩せ」が与える影響を検討した．なお，いわゆる肥満（obese）は，肺移植における患者選択基準において相対的禁忌となっており，BMIは30未満が望ましく，その値を目標にコントロールするように指導される[8]．実際に，obeseの患者では，肺移植後早期の最大の死亡原因の1つとして重要な，早期移植肺機能不全（primary graft dysfunction；PGD）が多いが，BMIの低値である「痩せ」が，肺移植の予後に与える影響については定説がない．本研究では，2015年までに京都大学で肺移植を受けた成人患者93人について検討を行った．術前の

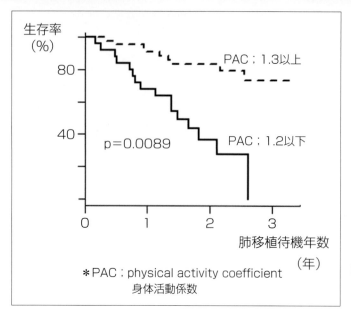

図 2.
身体活動係数と待機患者における予後

* PAC : physical activity coefficient
身体活動係数

BMI が 18.5（kg/m²）未満を underweight とすると，underweight 群は 47 人（51％）で，BMI が 18.5 以上 24.9 未満を normal とすると，normal 群は 42 人（45％）で，BMI が 25 以上 29.9 未満の over-weight 群は 3 人（3％），30 以上の obese 群は 1 人（1％）と少なかった．Overweight 以上の BMI の患者が 4 人（4％）しかいなかったため，under-weight 群と normal 群での比較を行ったところ，術後の生存率に有意差を認めなかった．そこで，underweight 群のうち BMI が 17 未満の患者を severe underweight 群（n＝20）として，17 以上の underweight 群（n＝27）と比較したところ，5 年生存率が 70％と 90％と，有意に severe underweight 群が予後不良であった（p＝0.017）．したがって，日本人のように，欧米人と比べて華奢な体格の民族においては，欧米の基準に基づく痩せの分類ではなく，さらに詳細な分類が必要であることが示唆された．また，overweight 以上の患者は，今回の対象群ではわずか 4％であったが，欧米人を対象にした既報では 25〜50％程度であった．

次に，肺移植待機患者について，肺移植評価のための入院時において，どのような因子が待機中の予後に影響を与えるのかについて検討を行った[7]．2013〜15 年までの期間に，京都大学で肺移植適応があると判断された慢性呼吸不全患者 70 人について，肺移植評価入院からの生存期間を計測し，待機期間中の生存率として検討を行った．結果として，WHO の BMI で分類した normal，underweight，overweight の各群では，前述の研究と同様，待機期間中の生存率に有意差を認めなかった[6]．また，本研究では obese の患者はいなかった．患者の予後に影響を与える因子として，登録時に，血清アルブミン値が低値（3.8 g/dl 未満），または，ステロイドの投与がなされている場合には，待機期間中の患者の生存率は有意に悪化した．なお，本研究では，AWGS の定義[4]に基づいてサルコペニアの判断を行ったが，under-weight の患者は全例サルコペニアであり，nor-mal weight の患者では 74％，overweight では 25％であった．また，患者の身体的活動レベルについても検討を行ったが，肺移植評価入院時の患者の身体活動係数（physical activity coefficient；PAC）において，運動がほとんどできず，ベッド周囲で過ごすことが多いレベル（PAC≦1.2）の患者は，そうでなくより動ける患者（PAC≧1.3）よりも待機中の生存率が有意に低かった（**図 2**）．

これらの自験例に基づく研究から，本邦における肺移植術前の患者の全身状態の実態について様々な示唆が得られた．サルコペニアについては，食事療法などの栄養療法やリハビリテーション治療など，種々の前向き介入の有用性がいわれているが，特に待機期間が 850 日を超える本邦で

の肺移植待機患者にとって，積極的な介入は有用であろう．また，リハビリテーション治療がほとんどできない患者は，肺移植適応の絶対的禁忌にするという，現在の国際心肺移植学会の肺移植登録のガイドライン[8]を支持する結果でもあった．つまり，肺移植適応患者における待機期間中の積極的なリハビリテーション治療の導入とそのシステムの確立は，本邦における喫緊の課題と考えられた[9]．

本邦では，欧米よりはるかに長い待機期間のため，待機中の患者が肺移植実施施設から離れた地元に待機していることが多い．このような状況では，肺移植適応評価入院時に，適切な栄養指導やリハビリテーション治療が行われたとしても，待機中の栄養管理やリハビリテーション治療が十分な専門家の指導の下に継続的に行われることが難しい．したがって，今後，インターネットを介したテレリハビリテーションの導入など，新たな介入法の検討や実践が必要となる．また，本研究で予後因子となった低アルブミン血症についてであるが，低アルブミン血症の主要な原因には，低栄養や慢性炎症がある．肺移植適応患者は，原疾患の悪化によって，慢性炎症が遷延し，呼吸苦のために食事摂取量が落ち，低栄養となる．したがって，低アルブミン血症を改善するための栄養療法による肺移植待機患者への介入は，今後さらに重要となる．

肺移植前のリハビリテーション治療

これまで述べてきた自験例を通しても，肺移植待機患者に対するリハビリテーション治療は非常に重要であり，肺移植が実際に行われるまで継続して行うことが理想である．したがって，今後は，肺移植待機患者が継続してリハビリテーション治療を受けることができる体制を確立することが重要である．そのためには，肺移植待機患者に対する安全で効果的な理学療法プログラムの普及や理学療法士の育成だけでなく，肺移植実施施設が地域の偏りなく増加することも必須であろう．

肺移植待機中に行うリハビリテーション治療は特別なものではない．先に述べたように，肺移植待機患者は，重度の呼吸不全のために活動性が低下していることから，運動耐容能の低下，上肢・下肢の筋力低下，胸郭可動性の低下などに対するプログラムが必須である．具体的には，リラクゼーション法，呼吸法，排痰法などを指導し，さらに胸郭および四肢の関節可動域練習や上下肢筋力トレーニング，酸素吸入下での運動療法や身体活動量の維持などを可能な限り実践する．こうした術前のリハビリテーション治療は，術後の回復にも影響を与える．

また，肺移植の適応疾患は，呼吸器疾患だけでなく循環器疾患なども含むため，呼吸不全の原因となっている疾患によって，注意すべきことが異なる．例えば，本邦で多い原因疾患であるLAM（リンパ脈管筋腫症）では，気胸の既往のある患者が多く，気胸の発症に注意する．肺高血圧を合併している患者においては，循環器内科医にも相談して重篤度を評価して，リハビリテーションの内容を決定する．さらに，気管支拡張症などの感染性肺疾患では，特に効率的な排痰法による去痰が重要となる．また，造血幹細胞移植後の肺障害や間質性肺炎患者では，ステロイドなどの免疫抑制剤を内服している患者も多く，感染症に注意が必要である．

肺移植後のリハビリテーション治療の実際

肺移植によって，著しく障害されていた肺機能は劇的に改善するが，肺の機能を活かすための骨格筋機能などの身体機能は何も変化しない．したがって，肺移植後のリハビリテーション治療では，移植前の低肺機能により低下した身体機能の向上をはかり，ADL能力を高めることで，早期社会復帰を目指すことが目標となる[10]．また，術前から既に低栄養をきたしている肺移植患者に対する栄養の初期投与量や維持量をどのようにすべきかは明らかではなく，医師，看護師だけでなく，栄養士や理学療法士を含めた，多職種による肺移

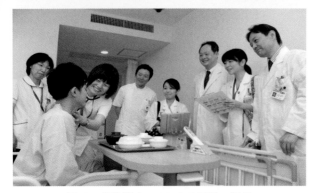

図 3. 多職種チームによる回診の風景

植術後リハビリテーションチームによる関与が重要である(**図 3**).

1. ICU におけるリハビリテーション治療

術直後から 2 週程度の期間が対象となる. リハビリテーション治療を開始する時期は, 基本的に, 心肺機能や血行動態が安定していることが前提条件であるが, 術後 1 日目から行われることが多い. この時期における呼吸理学療法は, 気道クリアランス(排痰), ventilator からの weaning の補助, 肺拡張性や胸郭運動性の改善, 呼吸法の再教育, 離床に向けた練習などを実施する(**図4-a**).

肺移植において, 必要エネルギー量を検討した研究はなされていない[11]. そのため, 欧米では, アメリカの重症患者の栄養療法ガイドラインを参考に, 肺移植術後早期の必要エネルギー量を決めている[12]. 具体的には, 間接熱量計で測定するか, 25〜30kcal/kg/日で開始する. さらに術後の状況

に応じて, より多くの必要エネルギー量が見積もられるが, 過剰エネルギー投与は人工呼吸器からの離脱が遅れるともいわれ, 術後急性期の栄養投与は慎重に行う必要がある. 経腸栄養の開始時期に関しては, 日本版重症患者の栄養療法ガイドラインでは, 重症病態に対する治療を開始した後, 可及的に 24 時間以内, 遅くとも 48 時間以内に経腸栄養を開始することを推奨している[13]. なお, 肺移植術後早期は, カテコラミン投与により循環動態を維持しているため, これらを踏まえて慎重に経腸栄養の開始を決定する必要がある. このように, 術前からすでに低栄養をきたしている肺移植患者に対する栄養の初期投与量や維持量をどのようにすべきかは, 明らかではなく, 今後の検討が必要となっている. また, 骨格筋量の減少を防ぐために, エネルギー量に加え, たんぱく質量を維持することも重要である.

2. ICU 退出後のリハビリテーション治療

ICU を退室し, 病棟回復室または個室にて管理されるようになる. 術後 2〜4 週程度の期間は, リハビリテーション室での本格的な運動療法を進めていく前段階となる. この時期の方針は, 積極的に離床を進め, 身の回りの ADL の自立を目指した動作指導から, ベッド回りでの歩行練習・病棟内歩行へと進める. ただしこれらの練習時には,

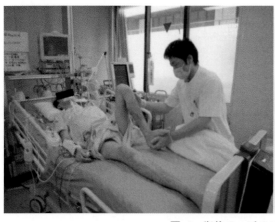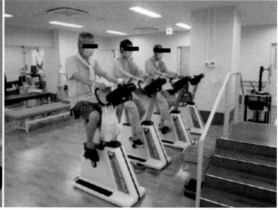

図 4. 術後リハビリテーション治療の様子
術後 ICU での挿管中患者(a)とリハビリテーション室での退院前の患者(b)

a | b

動脈血酸素飽和度や心拍数をモニターし患者の自覚症状などに注意しながら実施する.

3．退院に向けたリハビリテーション治療

術後4週〜2か月程度の時期となり，リハビリテーション室への来室が可能となったら，運動療法を中心としたプログラムにより，身体機能の向上をはかり，社会復帰に向け日常生活における応用動作や運動耐容能の向上を目指す（**図4-b**）.

この時期になると肺移植患者は，酸素吸入なしでも動作時における酸素飽和度の低下はほとんどなくなるが，呼吸困難や易疲労感を訴えることがある．これは，移植待機中に，骨格筋における筋組織中の酵素の減少や筋線維の萎縮，さらには毛細血管の減少などが起こっているためといわれている[14].したがって，四肢筋力や筋持久力の強化が重要となる．またこのようなトレーニングは，長期間ステロイドを服用してきた，また今後していく肺移植患者の骨粗鬆症予防にも有用である.

4．退院後のリハビリテーション治療

入院中に獲得した身体機能を維持するために，退院後もリハビリテーション治療を継続することが望ましい[15].また，術後の体重増加は術後の経過が良いことを示し，経過が不良であると体重は減少する[16].逆に，体重や体脂肪量が過剰となる患者も多く，メタボリックシンドロームのリスクとなるため注意が必要である[16)17].術後の過体重や肥満には，食事摂取量やそのバランスよりも，活動量や基礎代謝量の低下が関連していると報告されているため，運動が継続できるように患者指導をする必要がある[17].これらに関しても，肺移植患者における詳細な検討は少なく，今後の検討課題である[18].

おわりに

肺移植の普及とともに，本邦でも，手術手技や一般的な周術期管理以外の患者管理に焦点が当てられるようになってきた．肺移植患者や肺移植待機患者におけるリハビリテーション治療だけでなく，サルコペニアと栄養状態の管理の観点からの多角的な治療介入が，今後進んでいくものと思われる.

文 献

1) Chen F, et al：Lung allocation score and health-related quality of life in Japanese candidates for lung transplantation. *Interact Cardiovasc Thorac Surg*, **21**：28-33, 2015.

2) Oshima A, et al：Nutrition-related factors associated with waiting list mortality in patients with interstitial lung disease：a retrospective cohort study. *Clin Transplant*, **33**：e13566, 2019.

3) Rosenberg IH：Summary comments：Epidemiologic and methodologic problems in determining nutritional status of older persons. *Am J Clin Nutr*, **50**：1231-1233, 1989.

4) Chen LK, et al：Sarcopenia in Asia：consensus report of the Asian Working Group for sarcopenia. *J Am Med Dir Assoc*, **15**：95-101, 2014.

5) Rozenberg D, et al：Sarcopenia in lung transplantation：a systematic review. *J Heart Lung Transplant*, **33**：1203-1212, 2014.

6) Komatsu T, et al：Severe underweight decreases survival rate in adult lung transplantation. *Surg Today*, **47**：1243-1248, 2017.

7) Komatsu T, et al：Physical activity level significantly affects survival of patients with end-stage lung diseases on a waitlist for lung transplantation. *Surg Today*, **47**：1526-1532, 2017.

8) Weill D, et al：A consensus document for the selection of lung transplant candidates：2014—an update from the pulmonary transplantation council of the international society for heart and lung transplantation. *J Heart Lung Transplant*, **34**：1-15, 2015.

9) Kenn K, et al：Predictors of success for pulmonary rehabilitation in patients awaiting lung transplantation. *Transplantation*, **2015**：1072-1077, 2015.

10) Venado A, et al：Frailty after lung transplantation is associated with impaired health-related quality of life and mortality. *Thorax*, **75**：669-678, 2020.

11) Jomphe V, et al：Nutritional requirements of lung transplant recipients：challenges and con-

siderations. *Nutrients*, **10**：E790, 2018.

12) McClave SA, et al：Guidelines for the provision and assessment of nutrition support therapy in the adult critically ill patient：society of critical care medicine(SCCM)and American society for parenteral and enteral nutrition(A. S. P. E. N.). *JPEN J Parenter Enteral Nutr*, **40**： 159-211, 2016.

13) 日本集中治療医学会重症患者の栄養管理ガイドライン作成委員会：日本版重症患者の栄養療法ガイドライン. 日集中医誌, **23**：185-281, 2016.

14) Murciano D, et al：Flow limitation and dynamic hyperinflation during exercise in COPD patients after single lung transplantation. *Chest*, **18**： 1248-1254, 2000.

15) Langer D, et al：Exercise training after lung transplantation improves participation in daily activity：a randomized controlled trial. *Am J transplant*, **12**：1584-1592, 2012.

16) Kyle UG, et al：Four-year follow-up of body composition in lung transplant patients. *Transplantation*, **75**：821-828, 2003.

17) Forli L, et al：Disturbed energy metabolism after lung and heart transplantation. *Clin Transplant*, **25**：E136-143, 2011.

18) Oshima Y, et al：Quantity and quality of muscles in patients undergoing living-donor lobar lung transplantation：one-year longitudinal analysis using chest CT images. *ERJ Open Res*, in press.

MB Med Reha **No.266**：**43-48**, 2021

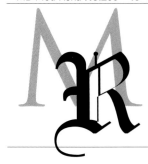

特集／胸部外科手術の進歩と術前術後のリハビリテーション診療

胸部外科周術期における早期離床と理学療法

樋口謙次*

Abstract　外科領域における術後早期回復プログラム(ERAS)により，早期離床の概念が浸透し，さらに集中治療領域における早期リハビリテーション医療のエキスパートコンセンサスが発表され，外科手術後の ICU 管理中においても積極的に離床を進めることが一般的になっている．開胸術から低侵襲での胸腔鏡手術となることで術後肺合併症の併発率を低下させ，それにより術後 ICU における理学療法も用手呼吸介助などの呼吸理学療法メインから早期離床への変化が実現した．術前理学療法の効果として，術後肺合併症の減少や入院期間の短縮，QOL 改善が報告され，その適応患者として術後合併症リスクが高いサルコペニアを有している高齢者が注目されている．術後理学療法においては，運動耐容能および大腿四頭筋筋力改善，呼吸困難感や健康関連 QOL に対する効果も示されているが，長期間理学療法を継続できる支援が課題である．胸部外科手術の進歩や早期離床により，術前，術後評価からリスクの層別化をすることが重要となっている．

Key words　早期離床(early mobilization)，理学療法(physical therapy)，サルコペニア(sarcopenia)，リスクの層別化(risk stratification)

はじめに

　早期理学療法が診療報酬で定められた 2000 年以降，胸部外科術後における理学療法は，術後の肺合併症に対して呼吸理学療法を行うことが主目的であったが，術後の肺合併症を予防するためには，呼吸理学療法を行うだけでなく，早期から離床をはかり，活動向上を促すことが必要であると報告されている[1]．外科領域における術後早期回復プログラム(ERAS)[2]により早期離床の概念が浸透し，さらに集中治療領域における早期リハビリテーション医療のエキスパートコンセンサスが発表され[3]，外科手術後の ICU 管理中においても積極的に離床を進めることが一般的になっている．これは，開胸術から低侵襲での胸腔鏡手術となることで術後肺合併症の併発率を低下させたことにより，術後 ICU における理学療法も用手呼吸

介助などの呼吸理学療法メインから早期離床への変化が実現した結果である．本稿では，ICU における早期離床と術前術後の理学療法の現状と課題について当院での実践内容を交えて述べる．

ICU における早期離床と理学療法のポイント

1．早期離床の効果

　早期離床が心身機能に及ぼす効果は，筋骨格系，循環器系，呼吸器系，様々な器官へ影響を与える．骨格筋においては，離床することで体幹・下肢の随意運動を促すことができ，姿勢保持筋である type Ⅰ線維の活性化，足関節の関節拘縮の予防ができ，循環器系では，循環血漿量や血圧の維持がはかれ，起立性低血圧や深部静脈血栓の予防としても有効である[4]．呼吸器系においては，座位で腹部臓器の圧迫から解放され，換気能力が向上する．換気血流比の是正などで酸素運搬能へ

* Kenji HIGUCHI，〒 277-8567　千葉県柏市柏下 163-1　東京慈恵会医科大学附属柏病院リハビリテーション科，係長

表 1.
当院における離床基準

	実施しない（開始時）	中止する（実施中）
血圧	SBP≧180 Mean＜65 mmHg	20％以上の低下
呼吸数	＜5，＞40/min	
心拍数	＜40，＞130/min	20％以上の低下　70％以上の上昇
酸素飽和度	＜88％	
その他	・新たに発生した不整脈・心筋梗塞の徴候 ・明らかな人工呼吸器の同期不全・苦悶の徴候と抵抗 ・気管チューブの事故抜管，転倒	

表 2. 当院における早期離床プロトコル

ステップ	0	1	2	3	4	5
患者協力	なし RASS≦−4	低い RASS−3	中等度 RASS−2	ほぼ完全 −1≦RASS≦1	完全 RASS 0	完全 RASS 0
リスク基準	該当		全項目に該当しない			
ポジショニング活動	2 時間毎の体位変換（：体位）	体位 ファウラー位	体位 Headup90° 椅子座位	体位 椅子/端座位 介助立位	移乗・移動動作 端座位 介助立位	移乗・移動動作 端座位 介助立位
理学療法プログラム（症例毎に適応を要検討）	他動運動 呼吸 PT	他動運動（機械を含む） EMS 呼吸 PT	他動・自動運動 EMS・RT・Ergo	他動・自動運動 EMS・RT・Ergo ADL 動作	他動・自動運動 EMS・RT・Ergo ADL 動作 歩行器歩行	他動・自動運動 EMS・RT・Ergo ADL 動作 介助歩行

RASS：Richmond Agitation-Sedation Scale
EMS：神経筋電気刺激療法，RT：レジスタンストレーニング，Ergo：臥位でエルゴメーター

の影響も与える．早期離床や適切な鎮痛，鎮静を行うことで，せん妄を予防できることも報告されている[5]．

2．当院における理学療法の実際

胸部外科の待機的な手術の場合，ICU 管理は，通常1～2日程度であり，人工呼吸器離脱とともに離床を進める．術後の合併症により，ICU 管理が延長した場合でも理学療法は継続される．ICU カンファレンスにて離床基準（**表1**），早期離床プロトコル（**表2**）を基に日中の理学療法プログラムを決定する．プロトコルは患者の意識や鎮静レベルを Richmond Agitation-Sedation Scale（RASS）を用い評価し，6段階に分かれている．ステップ0のRASS−4では深い鎮静状態であり，体位変換や他動運動を行い，ステップ1に当たるRASS−3では，わずかな開眼が確認される段階であり，神経筋電気刺激療法を併用する．ステップ2のRASS−2では，呼び掛けが可能であれば理学療法士の口頭指示に応じてレジスタンストレーニングや臥位でのエルゴメータによる自動運動を実施

し，併せて介助下での座位練習を行う．ステップ3以降では，中止基準に該当しない場合には，プロトコルにて設定された内容に準じて離床レベルを段階的に向上させる．RASS が＋2の興奮状態にある場合には，ステップを進めず，医師が鎮静の調整を行う．このようにICUで早期離床を円滑に進められる環境を整えて行う．例えば，胸部外科後の肺合併症により人工呼吸器装着が継続された場合，その増悪を防ぐために鎮痛，鎮静を調整し，自発呼吸を促しながら，早期離床が行われる（**図1**）．このような ABCDE バンドルを用いて，合併症を重症化させない理学療法が行われている．

術前理学療法のポイント

1．術前理学療法の効果と課題

胸部外科の術前理学療法に関するシステマティックレビューでは，術後肺合併症の減少や入院期間の短縮，QOL 改善について報告され[6]，理学療法プログラムについても検討されている[7][8]．その内容は，呼吸理学療法，レジスタンストレー

ニング，有酸素運動がある．各々の運動処方の詳細について**表3**[9)~12)]に示す．理学療法は，外来および入院で行われ，どの程度の頻度や強度が適しているかについては，まだ十分なエビデンスは少ない．日本の保険制度では術前から十分な理学療法を実践することが難しく，課題が多い．食道癌では術前化学療法が周術期として入院治療に組み込まれているため，「がんリハビリテーション」として，入院強化型の理学療法を実践できるようになった．

2．術前理学療法の適応

術前理学療法の対象について，すべての患者が同様の理学療法を実践すべきかどうかについては，リハビリテーション医学や理学療法の視点から機能・能力を評価することが重要である．術前評価から術後合併症のリスクを層別化し[13)14)]（**表4**），術前理学療法プログラムを決定することが重要である．本邦では，地域高齢者のフレイル，サルコペニア，ロコモティブシンドロームの予防が地域包括ケアシステムの取り組みとして盛んに行われている．しかし，がん患者はこれらの支援を受けていない可能性もあり，支援を受けていない高齢者を聴取し，適切な術前理学療法を実践することが大切である．

3．当院における理学療法の実際

当院における肺癌および食道癌手術に対する理学療法は，肺機能検査で拘束性および閉塞性障害

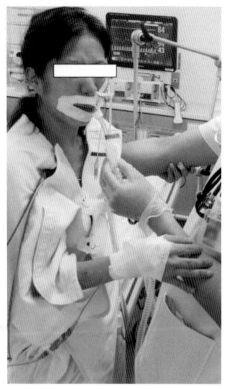

図1．ICU における離床（人工呼吸器装着中の立位練習）

と診断された患者に対して，1)術前オリエンテーション，2)腹式呼吸や咳嗽練習，3)インセンティブスパイロメトリ，4)胸郭ストレッチ，5)レジスタンストレーニングを指導している．

1）術前オリエンテーション

術後に肺合併症を起こすリスクについて説明し，予防するために術前から理学療法を実施することを理解してもらう．また，術後からすぐに離

表3．術前理学療法

理学療法	詳細	内容
呼吸理学療法	吸気筋トレーニング(IMT)	腹式呼吸(横隔膜強化練習) コーチⅡ®(吸気筋強化練習) スレショルドIMT®(吸気筋強化練習)
	呼吸法	口すぼめ呼吸
レジスタンストレーニング	セラバンド	上下肢運動
	バーベル(重錘)	上下肢運動
有酸素運動	Nustep	座位姿勢での上下肢持続運動
	トレッドミル	歩行，走行
	自転車エルゴメータ	下肢持続運動

表 4. 術前理学療法評価

評価項目	評価方法	リスク層別化
呼吸	肺機能検査 咳嗽力	1秒率, 肺拡散能
筋力	握力 膝伸展筋力（HHD など）	サルコペニアの cut off
筋量	BIA DXA 指輪っか試験	サルコペニアの cut off
身体機能	5回起立動作テスト 歩行速度 SPPB	サルコペニアの cut off
運動耐容能	6分間歩行 CPX	歩行距離, 最大酸素摂取量
身体活動量	記録（加速度計, 万歩計） 問診（IPAQ など）	健康づくりのための身体活動基準, 歩数

HHD : hand-held dynamometer
BIA : bioelectrical impedance analysis
DXA : dual-energy X-ray absorptiometry
SPPB : short physical performance battery
CPX : cardiopulmonary exercise training
IPAQ : international physical activity questionnaire

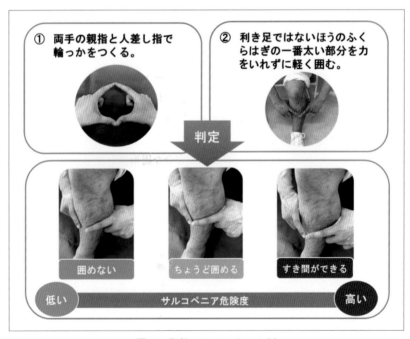

図 2. 指輪っかテストの1例

（文献 15 を参考に作成）

床していくことを十分説明することが大切である.

2）腹式呼吸, 咳嗽練習

術後を想定した呼吸法の獲得が主である. 胸腔鏡手術でも胸郭への侵襲による疼痛を伴うため, 横隔膜での呼吸を意識させることで換気効率を高める. 患者には,「目が覚めたら腹式呼吸で呼吸するように」と促す. また, 術直後からの気道クリアランス目的に咳嗽を指導する. 術後疼痛に関して

は，鎮痛コントロールを積極的に実施していることを説明する．

3）インセンティブスパイロメトリ

吸気容量の増加や呼吸筋へのエクササイズを目的に行う．また，術前から術後の無気肺予防や改善目的として，術直後から導入できるように指導する．

4）胸郭ストレッチ

拘束性障害患者の場合，胸郭の可動性が低下している患者が多く，胸郭の柔軟性向上を目的に行う．

5）レジスタンストレーニング

指輪っかテスト（**図 2**）[15]で陽性の場合は，術前から積極的にレジスタンストレーニングを実施する．また，運動の習慣化や身体活動量を問診し，術前の体力維持向上を促す．

術後理学療法のポイント

1．術後理学療法の効果と課題

肺癌患者における術後理学療法のシステマティックレビューでは，術後の継続的な有酸素運動とレジスタンストレーニングが，運動耐容能および大腿四頭筋筋力改善，呼吸困難感や健康関連QOLに対する効果が示されている[16]．しかしながら，退院後の理学療法継続について，ほとんどが非監視型で行っているとの報告もあり[17]，退院後も機能・能力障害が継続する患者の支援が課題である．

2．当院における理学療法の実際

ICU で行っていた離床を継続し，積極的に歩行することを促す．看護師と協力しながら進める体制を作り，看護目標と理学療法目標を一致させるためにカンファレンスなどで積極的に情報を共有する．一日に理学療法士がかかわる時間はわずかであるため，積極的にお互いが離床支援についてかかわることが大切である．術後理学療法のポイントとして，① 術前指導した内容を継続すること，② 速やかに ADL 能力を向上させること，③ 独歩可能になれば，毎日の有酸素運動とレジスタンストレーニングの目標を設定することである．順調に術後管理が行われ，退院が可能となった場合，理学療法プログラムを継続できる支援として，訪問リハビリテーションや通所リハビリテーションを利用して継続できることが，これからは求められる．入院前から介護保険の申請などの準備を進めることも必要である．

おわりに

胸部外科周術期における早期離床と理学療法のポイントを述べたが，胸部外科手術の進歩や早期離床の一般化により，術前，術後評価からリスクを層別化することが重要となっている．術前サルコペニアを有する患者の合併症リスク[18]が注目される一方，それに対するリスクの層別化や術前理学療法での運動処方について課題は多い．術前理学療法が均一な処方にならず，患者毎の評価から運動頻度，運動強度，運動時間，運動種類を処方し，術後合併症リスクを軽減させることがリハビリテーション関連職には期待されている．また，術後に機能・能力障害が残存する患者の理学療法継続期間についての課題がある．これらの課題に対してエビデンスが蓄積されることにより，より安全な周術期管理が可能になると考える．

文　献

1) 大澤智恵子ほか：食道癌根治の理学療法—術前・術後早期理学療法介入による影響—．東京保健科学会誌，**6**(1)：85-88，2003.
   Summary 周術期理学療法施行群は，非施行群と比較して入院期間が短縮，術前理学療法は 8 日以上継続することでさらに術後在院日数は短縮した．

2) Rogers LJ, et al：The impact of enhanced recovery after surgery(ERAS)protocol compliance on morbidity from resection for primary lung cancer. *J Thorac Cardiovasc Surg*, **155**(4)：1843-1852, 2018.

3) 日本集中治療医学会早期リハビリテーション検討委員会：集中治療における早期リハビリテー

ション〜根拠に基づくエキスパートコンセンサ
ス〜．日集中医誌，**24**：255-303，2017.

4) Greenleaf JE, et al：Physiological responses to prolonged bed rest and fluid immersion in humans. *J Appl Physiol Respir Environ Exerc Physiol*, **57**(3)：619-633, 1984.

5) Schweickert WD, et al：Early physical and occupational therapy in mechanically ventilated, critically ill patients：a randomized controlled trial. *Lancet*, **373**：1874-1882, 2009.

6) Steffens D, et al：Preoperative exercise halves the postoperative complication rate in patients with lung cancer：a systematic review of the effect of exercise on complications, length of stay and quality of life in patients with cancer, *Br J Sports Med*, **52**(5)：344, 2018.
   Summary 肺癌患者に対する術前リハビリテーションのシステマティックレビュー.

7) Rosero ID, et al：Systematic Review and Meta-Analysis of Randomized, Controlled Trials on Preoperative Physical Exercise Interventions in Patients with Non-Small-Cell Lung Cancer. *Cancers*, **11**(7)：944, 2019.

8) Piraux E, et al：What are the impact and the optimal design of a physical prehabilitation program in patients with esophagogastric cancer awaiting surgery? A systematic review. *BMC Sports Sci Med Rehabil*, **13**(1)：33, 2021.

9) Lai Y, et al：Seven-day intensive preoperative rehabilitation for elderly patients with lung cancer：A randomized controlled trial. *J Surg Res*, **209**：30-36, 2017.

10) Sebio García R, et al：Preoperative exercise training prevents functional decline after lung resection surgery：A randomized, single-blind controlled trial. *Clin. Rehabil*, **31**：1057-1067, 2017.

11) Benzo R, et al：Preoperative pulmonary rehabilitation before lung cancer resection：Results from two randomized studies. *Lung Cancer*,

74：441-445, 2011.

12) Morano M, et al：Comparison of the effects of pulmonary rehabilitation with chest physical therapy on the levels of fibrinogen and albumin in patients with lung cancer awaiting lung resection：A randomized clinical trial. *BMC Pulm Med*, **14**：121, 2014.

13) Brunelli A, et al：Physiologic evaluation of the patient with lung cancer being considered for resectional surgery：Diagnosis and management of lung cancer, 3rd ed：American College of Chest Physicians evidence-based clinical practice guidelines. *Chest*, **143**(5)：166-190, 2013.
   Summary 米国の肺癌切除術診療ガイドライン，呼吸機能検査から心肺運動負荷試験，階段昇降，シャトルウォーキングテストから術後合併症発症のリスクを示している.

14) Tanaka S, et al：Preoperative paraspinous muscle sarcopenia and physical performance as prognostic indicators in non-small-cell lung cancer. *J Cachexia Sarcopenia Muscle*, **12**(3)：646-656, 2021.

15) 田中勝矢ほか：サルコペニア危険度の簡易評価法「指輪っかテスト」．臨床栄養，**125**(7)：788-789, 2014.

16) Cavalheri V, et al：Exercise training undertaken by people within 12 months of lung resection for non-small cell lung cancer. *Cochrane Database Syst Rev*, **6**(6)：CD009955, 2019.

17) Langer D：Addressing the changing rehabilitation needs of patients undergoing thoracic surgery. *Chron Respir Dis*, **18**：1479973121994783, 2021.

18) Ida S, et al：Sarcopenia is a Predictor of Postoperative Respiratory Complications in Patients with Esophageal Cancer. *Ann Surg Oncol*, **22**(13)：4432-443, 2015.
   Summary サルコペニア群は，非サルコペニア群に比べ，術前の呼吸機能が有意に低く，呼吸器合併症の発生率が有意に高い.

MB Med Reha No.266：49-53, 2021

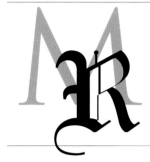

特集／胸部外科手術の進歩と術前術後のリハビリテーション診療

食道手術における運動療法

佐藤　弘*

　Abstract　食道癌手術のうち，消化器癌の中でも高度侵襲手術の1つに分類される胸部食道癌根治手術を例にとり，その運動療法の実際と課題について述べる．高度侵襲手術である胸部食道癌に対して，周術期早期回復プログラムは導入され，安全に効果的に運用されている．この中で，術後の回復には早期経腸栄養とともに，早期離床が重要な項目と考えられている．すなわち，早期回復に運動療法が大きな役割を果たしていると考えられる．術後の早期離床を中心とした運動療法が，肺合併症の減少に寄与する重要な項目であると考えられている．運動療法を安全に効果的に実施するためには，多職種チーム医療が重要になる．周術期運動療法に関しては，術前から手術後の入院中にかけては多くの施設で積極的に施行され，その効果を上げている．一方，外来での運動リハビリテーションの確立は，今後の課題である．

　Key words　食道癌（esophageal cancer），運動療法（exercise therapy），リハビリテーション（rehabilitation），enhanced recovery after surgery；ERAS

はじめに

　生体が手術侵襲で受けたダメージから，より早い回復を目指すことは，術後管理の最大の目標である．周術期管理においては，術前術中術後の各々の期間において，適切な管理が行われていなければ，結果としてより早い手術からの回復は望めないといえる．

　手術後のより早期に回復を目指す体系的なプログラム（周術期早期回復プログラム）の1つにEnhanced Recovery After Surgery（ERAS®）という概念がある[1)~3)]．このプロトコールは，エビデンスに基づき作成された術後回復能力強化プログラムである．高度侵襲手術である胸部食道癌に対しても周術期早期回復プログラムは導入され，安全に効果的に運用されている[3)~5)]．

　この中で，術後の回復には早期経腸栄養ととも

に，早期離床が重要な項目と考えられている．すなわち，早期回復に運動療法が大きな役割を果たしていると考えられる．効果的な運動療法を行うためには，術前からの取り組みも重要である．さらに入院中の介入だけでなく，"真の回復"を達成するためには，退院後の外来診療における継続的な取り組みも必要である．

　本稿は，食道癌手術のうち，消化器癌の中でも高度侵襲手術の1つに分類される胸部食道癌根治手術を例にとり，その運動療法の実際と課題について述べたい．

運動療法，特に早期離床の重要性

　術後に，引き続き患者を仰臥位のまま"不動化"すると，術中の呼吸機能障害が継続して進行していく．さらに，気道内分泌，浸出液，血液などの貯留による下側肺の末梢気道閉塞が加わり，肺胞

* Hiroshi SATO，〒350-1298 埼玉県日高市山根1397-1　埼玉医科大学国際医療センター消化器外科，教授

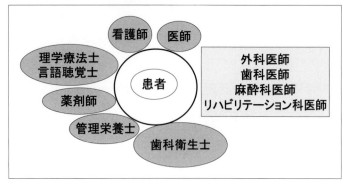

図 1.
多職種チーム医療　周術期管理チーム

含気量の低下，肺胞換気の低下はさらに進み，やがて肺胞は虚脱する．このような術中・術後の患者の"不動化"により生じる下側（荷重側）の，びまん性病変を下側（荷重側）肺障害（dependent lung disease；DLD）という[6]．DLDが生じる最大の原因は患者の"不動化"であり，術後早期の患者に対してDLDの発生を未然に防ぐことは，特にICUにおける術後の呼吸理学療法の大きな目的の1つである．術後にベッド臥床が続き，身体活動が低下すると，心血管系，骨関節系，神経筋系，代謝系などの様々な組織・器官の機能が低下する．これを廃用症候群と呼ぶ．筋萎縮，骨萎縮，起立性低血圧，褥瘡をはじめ，様々な2次的障害を引き起こすことが知られている．これらの2次的障害は術直後には存在せず，長期間の臥床・"不動化"の結果として徐々に発現してくる[6]．短期間の臥床・"不動化"は影響が少ないかもしれないが，できるだけ回避したほうが良いのは明白と考えられる．

したがって，呼吸循環動態を中心に全身状態に問題がなければ術後第1病日から離床を進めていくことが重要である．四肢の廃用の予防になることはもちろんであるが，立位，歩行などの運動により局所の換気が増大し，換気と血流の不均等が改善すると考えられる．また，呼吸流量が増え，運動による気管支の拡張も生じて排痰の促進が期待できる．肺炎は胸部食道癌の術後の代表的な重篤な合併症であり，予防は極めて重要である．

早期離床を実践するためには，患者の意識を高める工夫が必要であり，術前での説明が重要となる．

がんのリハビリテーションガイドラインでは，早期離床の推奨グレードは高くないが[7]，早期離床が胸腔鏡下食道切除の胸部食道癌の肺合併症の減少に寄与するとの報告もあり，重要な項目であると考えられている[8]．

多職種チーム医療

前述の早期離床を含めた周術期早期回復プログラムを施行するには，多職種チーム医療が非常に重要となる[9]．医師，歯科医師，麻酔科医師，看護師，薬剤師，理学療法士，管理栄養士などからなる周術期管理チーム（**図1**）が重要な働きを担う．リハビリテーション科医師・理学療法士は，肺炎予防・早期離床の重要性，呼吸療法・訓練の説明・指導，術前体力評価を施行後に術前指導を行っている（**図2**）．術前チェックリストを用いて患者情報を共有し，術後にリハビリテーション表を作成して理学療法士の不在時や日中の空き時間に看護師や患者に実施してもらう集学的アプローチを行うことで，術後呼吸器合併症を抑制できることが報告されている[10]．

胸部食道癌手術における術後早期離床の実際

胸部食道癌手術における早期離床は困難と考えられてきた．その理由は，人工呼吸器の離脱が術後第1病日以降であること，呼吸循環動態が不安定であること，数多いルート類，多くのマンパワーを要することなどである．当院では術後第1病日からの早期離床を目標とし，術当日の気管内チューブの抜去を試みている．早期離床の安全性を確保するためには看護師だけでなく，医師，理学療法士など，多職種で離床を介助すべきである（**図3**）．離床の手順は，術後早期では呼吸循環動

	術前	手術当日 （　/　）	リハビリテーションは午前1回、午後1回の2回/日			
			術後1日 （　/　）	術後2日 （　/　）	術後3日 （　/　）	術後4日以降 （　/　）
検査・測定	6分間歩行テスト 階段昇降テスト 呼吸機能検査 心肺運動負荷試験	ベッド上 安静	術後のリハビリテーション開始 Vital Signや呼吸状態をチェックしリハビリテーションを開始。	リハビリテーション後の血圧・脈拍・呼吸状態チェック		退院前に再度検査を実施。 6分間歩行テスト 階段昇降テスト 呼吸機能検査 心肺運動負荷試験
呼吸練習	呼吸練習 喀痰練習 トライボールの練習		呼吸練習と咳・ハフィングの練習			
リハビリテーション	歩行練習 自転車エルゴ運動 筋力トレーニング		座位・立位練習 病室内歩行 病棟歩行	病棟内歩行 院内歩行		充分に歩行が可能となったら自転車エルゴ運動や筋トレを開始。体力と筋力の回復をはかります。
自主トレ			リハビリテーションのときと同じくらいの距離を自主的に1回/日以上実施 ＊状態に応じた運動量をリハビリテーションスタッフが誘導します。			

図 2. リハビリテーションのスケジュール
患者用パンフレットより

態が不安定であるため，まず座位となり血圧を測定し，表情や呼吸状態も評価し，問題なければ立位から足踏みを行い，同様の評価をする．そこで特に問題なければ，歩行を試みる．全身状態に特に問題なければ，午前・午後1回ずつは施行する．

　注意すべきことは，当然のことではあるが，安全性を十分確認しながら進めていくことである．また，午前中は歩行できないケースにおいても，午後にはスムースに施行可能な場合もよく経験するので，間隔を置いてから再度施行することも一法である．

　最初は集中治療室・一般病棟における運動療法となるが，ドレーン類が抜け体力的に回復してきた術後第7病日くらいからは，リハビリテーション室でエルゴメータなどの負荷を取り入れ，退院に向けた準備を行う（図4）．

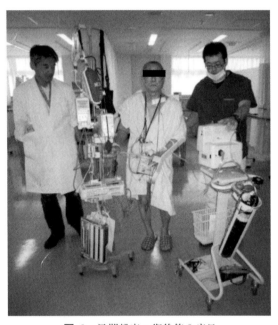

図 3. 早期離床：術後第2病日

胸部食道癌術後の外来リハビリテーション

　退院後の外来診療では，確立した継続的な運動療法のプログラムも存在せず，その対象・方法・効果・安全性も明らかでない．したがって，日常臨床では，体力低下の認める症例を中心に，退院後もリハビリテーション科が介入することもあるが，体系的ではない．

　入院中は毎日リハビリテーションが実施されていても，退院後に運動トレーニングのメニューや嚥下障害や栄養に関するアセスメントや指導が受けられない状況であると，身体コンディションが徐々に低下，肺炎など合併症を併発し再入院となったり，要介護状態に陥ったりするリスクが高まることは容易に推測でき，術後の大きな問題点となっている．

胸部食道癌術後の運動耐容能の変化

　心肺運動負荷試験（CPX）は，呼気ガス分析器を用いて，運動負荷中の酸素摂取量や二酸化炭素排泄量を連続的に測定することにより，有酸素能力

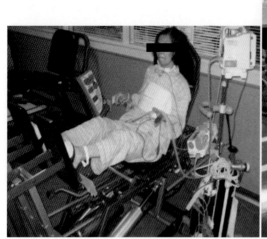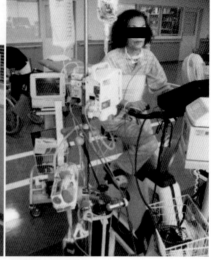

図 4. リハビリテーション室における運動療法

表 1. 心肺運動負荷試験による胸部食道癌術前後の比較

	術 前	術後(退院直前)	P 値
Peak workload(watt)	101.8±23.5	76.5±22.0	0.005
AT(ml/kg/min)	12.6±2.2	11.3±1.7	0.006
peak HR(bpm)	137±22	125±27	0.156
peak VO$_2$(ml/kg/min)	21.9±4.4	17.0±3.7	0.005

を心機能, 肺機能, 骨格筋機能の面から総合的に評価できることが特徴である. **表 1** は埼玉医科大学国際医療センターで CPX を用いて術前日と退院日直前に運動耐容能を測定した結果である. peak VO$_2$(ml/kg/min)は術前 21.9±4.4, 術後 17.0±3.7(p<0.01), peak workload(watt)は術前 101.8±23.5, 術後 76.5±22.0(p<0.01), 嫌気性代謝閾値(AT:ml/kg/min)は術前 12.6±2.2, 術後 11.3±1.7(p<0.01). peak VO$_2$の低下率は 26.4%, peak workload の低下率は 24.9%. 退院時の耐容能は, peakVO$_2$より算出すると 4.9 メッツであり, 日常生活における制限はないものの, QOL の高い生活を送るには不十分なレベルであり, より効果的な周術期リハビリテーションが必要であると考えられる.

胸部食道癌術後の外来リハビリテーションの臨床試験

「がん患者リハビリテーション料」の診療報酬算定が新設され, 入院中の食道癌術後患者に対しては, リハビリテーション介入が行われるようになってきたが, 退院後にはがんリハビリテーションの介入が十分になされていないのが現状であり, 標準的な外来がんリハビリテーションプログラムは存在しない. そこで, 外来がんリハビリテーションプログラムを開発し, その効果を明らかにすることが大きな課題となっている.

そこで, 埼玉医科大学国際医療センター, 慶應義塾大学, 静岡県立静岡がんセンター, 神戸大学, 国立がん研究センター東病院の5施設で, "胸部食道癌根治術後における外来リハビリテーション介入の安全性・忍容性試験(UMIN:000032246)" を施行中である. 現在, 登録は終了し, その解析を施行中である. 効果的なプログラムを確立し, 術後の外来リハビリテーションを普及させる礎となることが期待される.

まとめ

胸部食道癌手術の周術期運動療法に関しては，術前から手術後の入院中にかけては多くの施設で積極的に施行され，その効果を上げている．外来での運動リハビリテーションの確立は，今後の課題である．

文　献

1) Fearon KCH, et al：Enhanced recovery after surgery：A consensus review of clinical care for patients undergoing colonic resection. *Clin Nutr*, **24**：466-477, 2005.

2) Varadhan KK, et al：The enhanced recovery after surgery(ERAS) pathway for patients undergoing major elective open colorectal surgery：A meta-analysis of randomized controlled trials. *Clin Nutr*, **29**：434-440, 2010.

3) Liu F, et al：Enhanced recovery after surgery (ERAS) programs for esophagectomy protocol for a systematic review and meta-analysis. *Medcine*, **97**：2018.

4) 佐藤　弘：食道外科—胸部食道癌手術に対するERAS—. 消化器外科，**34**：401-405, 2011.

5) 佐藤　弘：ERAS における早期離床の観点—胸部食道癌手術—. 外科と代謝・栄養，**45**：29-32, 2011.

6) 辻　哲也，増田芳之：周術期リハビリテーション. 近藤晴彦(編)，多職種チームのための周術期マニュアル　胸部食道癌第1版, pp.48-69, メヂカルフレンド社，2004.

7) 日本リハビリテーション医学会がんのリハビリテーション策定委員会：がんのリハビリテーションガイドライン. pp.18-24, 金原出版，2013.

8) Hanada M, et al：Effect of early mobilization on postoperative pulmonary complications in patients undergoing video-assisted thoracoscopic surgery on the esophagus. *Esophagus*, **15**：69-74, 2018.

9) Watanabe M, et al：Recent progress in perioperative management of patients undergoing esophagectomy for esophageal cancer. *Esophagus*, **15**：160-164, 2018.

10) 牧浦大祐：消化器がん手術患者に対する理学療法. 井上順一朗，神津　玲(編)，がんの理学療法第1版, pp.174-186, 三輪書店，2017.

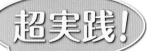

超実践！
がん患者に必要な
口腔ケア

― 適切な口腔管理でQOLを上げる ―

編集 山﨑知子（宮城県立がんセンター頭頸部内科 診療科長）

2020年4月発行　B5判　120頁
定価4,290円（本体3,900円＋税）

がん患者への口腔ケアについて、重要性から実際の手技、
さらに患者からの質問への解決方法を、
医師・歯科医師・歯科衛生士・薬剤師・管理栄養士の
多職種にわたる執筆陣が豊富なカラー写真・イラスト、
わかりやすいWeb動画とともに解説！
医科・歯科を熟知したダブルライセンスの編者が送る、
実臨床ですぐに役立つ1冊です！

目 次

 全日本病院出版会　〒113-0033 東京都文京区本郷 3-16-4　Tel：03-5689-5989
www.zenniti.com　Fax：03-5689-8030

MB Med Reha **No.266**：**55-60**, 2021

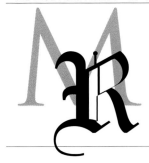

特集／胸部外科手術の進歩と術前術後のリハビリテーション診療

食道癌：周術期の栄養管理と リハビリテーション治療

中野　徹[*1]　児山　香[*2]　柴田　近[*3]

Abstract　食道癌の患者は術前に低栄養状態に陥っていることが多いため早期にスクリーニングとアセスメントを行うことが必要である．炎症，栄養，筋肉量などの全身状態が術後の予後にも影響するため栄養管理と運動療法を組み入れたリハビリテーションを行うことが重要である．術前には栄養療法を行うと同時に理学療法士や作業療法士と協力して運動療法を行い，運動後は分岐鎖アミノ酸製剤の服用を行うことで術前の栄養・炎症の状態が改善することを認めている．術後は経腸栄養を速やかに開始し，第一病日から患者状態に合わせてリハビリテーションを進める．診断時から周術期，さらには退院後の外来においても継続した栄養リハビリテーションが重要である．

Key words　食道癌(esophageal cancer)，周術期(perioperative management)，栄養(nutrition)，リハビリテーション(rehabilitation)

はじめに

食道癌に対する標準的な根治手術は食道切除術およびリンパ節郭清術である．手術操作は頚部，胸部，腹部と広範囲であり，3領域にわたるリンパ節郭清と主に胃を用いた再建術を行うため，消化器外科手術の中では最大の手術侵襲を伴う．近年，胸腔鏡や腹腔鏡を用いた手術が普及してきており手術侵襲の軽減がはかられてきているが，依然として周術期の管理には注意を要する点が多い．食道は内径約2cmの細長い管腔臓器のため，腫瘍が増大すると狭窄を生じやすく，経口摂取が障害され低栄養や体重減少をきたす．また食道癌は喫煙とアルコールを好む男性に好発するため，その嗜好により診断時に低栄養のことも多い．また，本邦では，進行食道癌に対して術前に補助化学療法や補助放射線療法が行われることが増えたため，加療期間が長くなることやその副作用によ

り，さらに栄養状態が悪化する危険性がある．低栄養や担癌状態においては異化が亢進し筋肉量は減少傾向となる．筋肉量や筋力が低下した状態は，サルコペニアといわれており，術後合併症の発症や予後に関連するとの報告もある[1]．低栄養状態においての食道癌手術では術後の合併症が増加することは知られており[2,3]，炎症，栄養，筋肉量などの全身状態が担癌症例の予後とも関連している[4]．そのため，このような低栄養患者に対して栄養管理と運動療法を組み入れたリハビリテーションの有用性が注目されてきており，手術合併症の減少や予後の改善につながることが期待されている．本稿では食道癌の低栄養患者に対する栄養管理と当院における栄養リハビリテーション療法について解説する．

栄養リハビリテーション療法

周術期における栄養療法とリハビリテーション

[*1] Toru NAKANO, 〒983-8512 宮城県仙台市宮城野区福室1-12-1　東北医科薬科大学病院消化器外科，准教授
[*2] Kaori KOYAMA, 同病院がん治療支援科，科長・栄養管理部，部長
[*3] Chikashi SHIBATA, 同病院，副病院長・消化器外科，教授

表1. CONUT（controlling nutritional status）スコア

	正常	軽度	中度	重度
Alb [g/dl]	≧3.50 (0点)	3.00〜3.49 (2点)	2.50〜2.99 (4点)	2.5> (6点)
TLC [/μl]	≧1600 (0点)	1200〜1599 (1点)	800〜1199 (2点)	800 (3点)
T-cho [mg/dl]	≧180 (0点)	140〜179 (1点)	100〜139 (2点)	100> (3点)
スコア合計	0〜1点	2〜4点	5〜8点	>8点
栄養評価	正常	軽度	中度	重度

表2. Glasgow prognostic score（GPS）

	score
GPS	
CRP>1.0 mg/dl or Alb<3.5 g/dl	1
CRP>1.0 mg/dl and Alb<3.5 g/dl	2
modified GPS（mGPS）	
CRP≦0.5 mg/dl and Alb≧3.5 g/dl	0
Alb<3.5 g/dl	0
CRP>0.5 mg/dl	1
CRP>0.5 mg/dl and Alb<3.5 g/dl	2
modifiefGPS（三木）	
CRP<0.5 mg/dl and Alb≧3.5 g/dl	A群（健常）
CRP<0.5 mg/dl or Alb<3.5 g/dl	B群（低栄養）
CRP≧0.5 mg/dl and Alb≧3.5 g/dl	C群（全癌悪液質）
CRP≧0.5 mg/dl and Alb<3.5 g/dl	D群（癌悪液質）

（運動療法）の併用は，それぞれ単独で実施するよりも相乗効果が期待されている[5]．術前運動介入についてのメタアナリシスでは術後入院期間の短縮，術後呼吸器合併症の低減の可能性が示唆されている[6]．また運動療法と分岐鎖アミノ酸の投与は筋タンパク質の合成の増加と分解の減少が期待される[7]．ICU 患者を対象にした研究ではアミノ酸摂取＋運動療法による歩行などの運動能改善効果，長期予後改善への相乗効果が期待される[5]．栄養療法と併行して，術前より腹式呼吸法，深呼吸法，咳嗽練習，起居動作練習などと同時に運動療法を行っていくべきである．現在では多くの施設で ERAS（enhanced recovery after surgery）や外科代謝栄養学会から提唱されている ESSENSE（Essential Strategy for Early Normalization after Surgery with Patient's Excellent Satisfaction）プロジェクトを反映したクリニカルパスが普及してきている．患者が合併症を生じることなく早期に退院できることを目指して，各々のメディカルスタッフがその専門性を活かした栄養リハビリテーションプログラムにかかわることは重要である．

術前栄養評価

1．術前栄養評価

一般的な採血データから複数の項目を用いた簡便なスコアリングによる栄養の客観的評価法がいくつかあり，食道癌の経過や予後との関連が報告されている．

1）小野寺の Prognostic Nutritional Index（PNI）

「PNI＝（10×Alb）＋（0.005×TLC），Alb：アルブミン（g/dl），TLC：総リンパ球数（mm^3）」の式で得られる予後栄養指標である．食道癌手術症例において，Nakatani らは PNI を 45 で区切った際に，低 PNI の患者は高 PNI の患者に比べて術前療法の有害事象と術後合併症は同様であったが，全生存率と無再発生存率が有意に低かったと報告している[3]．

2）Controlling Nutritional Status（CONUT）（表1）

一般的な血液検査内容に含まれる客観的栄養指標である蛋白（血清アルブミン値：Alb），免疫（末梢血リンパ球数：TLC），脂質（総コレステロール値：T-cho）をスコア化し，それをもとに算出した値（CONUT 値）により栄養状態を評価する．栄養不良レベルは正常，軽度，中度，重度の4段階で評価され，点数が高いほど栄養不良は重症化していることになる．中等度から重度の栄養障害の食道癌患者で術後の surgical site infection（SSI）や Calvien-Dindo（CD）分類 grade Ⅲb 以上の合併症が有意に増加し，CONUT スコアによって疾患特異的生存率を悪化することが知られている[8][9]．

3）Glasgow Prognostic Score（GPS）（表2）

Glasgow Prognostic Score（GPS）は，血清アルブミン値（albumin；Alb）と血清 C 反応性蛋白（C-reactive protein；CRP）値を組み合わせたスコアにより，がん患者の予後を評価する方法である．アルブミン値が 3.5 mg/dl 以上，CRP 値 1.0 mg/

dl 以下をスコア 0 とした McMillan ら，CRP の
カットオフ値を 0.5 mg/dl とした三木らによって
提唱された modified Glasgow Prognostic Score
（mGPS）が知られている．Lindenmann らは術前
の GPS スコアが根治術後の独立した予後因子と
報告している[10]．

2．術前の筋力，筋肉量の評価

① 身体計測（四肢の周囲系の計測，握力測定，
歩行速度測定など），② 生体電気インピーダンス
法（BIA 法），③ 断層画像による骨格筋の面積値を
計測する方法などがある．Elliott らはサルコペニ
アの率は診断時の 16％から食道癌術前治療後に
31％へ増加し，サルコペニア症例で CD 分類Ⅲb
以上の合併症が有意に増加したと報告している[1]．

栄養管理

1．術前栄養管理

1）栄養投与経路

低栄養の患者に対して，日本静脈経腸ガイドラ
イン（2013）によると，栄養投与経路は，まず経腸
栄養を考慮するのが望ましいといわれている．食
道癌では，食道の狭窄のため経口摂取量が不十分
な症例が多い．経口摂取が不十分であるが可能な
場合には足りない分を半消化態の経腸栄養剤によ
る経口投与を行う．狭窄が強い場合は 8 Fr の
フィーディングチューブを経鼻的に留置し経腸栄
養剤を投与する．狭窄が高度でもガイドワイヤー
を用いれば留置可能なことが多く，在宅管理も可
能である．術前に放射線療法を行う症例などで
は，可能であれば経皮内視鏡的胃瘻造設術（per-
cutaneous endoscopic gastrostomy；PEG）を行
う．経鼻チューブのようなわずらわしさがなく，
半固形栄養剤を用いれば簡便で拘束時間も短くて
済む．また PEG は，のちの食道癌手術で胃管形成
を行う際に及ぼす影響が少ない．食道が完全閉塞
した場合は，胃瘻や腸瘻の造設や中心静脈栄養を
考慮する．

2）投与エネルギー量と栄養剤の選択

投与エネルギー量は患者健常時の体重を基準に
30〜40 kcal/kg を目標とする．低栄養の食道癌患
者では必須脂肪酸も欠乏していることが多く[11]，
術前から脂肪投与も考慮すべきである．免疫系を
賦活化する栄養素としてアルギニン，グルタミ
ン，ω3 系脂肪酸，核酸などの栄養素が強化されて
いる製品があり，使用を考慮しても良い．術前術
後の免疫栄養の効果が標準的栄養と同等であった
との無作為比較試験もあるが[12]，この試験では低
栄養の患者の内訳が 18％と少数であったため低
栄養患者に対する効果を否定することはできな
い．食道癌を対象とした多くの報告で，ω3 系脂肪
酸を強化した栄養剤を術前から術後に投与した群
は，術後 ICU 滞在期間や SIRS 期間の有意な短縮，
感染性合併症の低下がみられたとの報告があるの
で[13][14]，感染性合併症発生率が高いと考える術前
低栄養の食道癌患者に対しては免疫調整栄養剤の
投与を考慮して良いと考える[15]．

2．術後栄養管理

胸腔鏡下食道切除例において術後の経腸栄養と
経静脈栄養とをランダム化比較したところ，経腸
栄養は術後の体重減少や肺炎を有意に抑えたとの
報告もある[16]．栄養障害を伴う症例に対しては速
やかに経腸栄養を開始するべきである．食道癌手
術において頻度の高い合併症である縫合不全，肺
炎，反回神経麻痺などは経口摂取に影響を及ぼす
ので，術後速やかに経腸栄養を開始するために
チューブ空腸瘻を同時に造設するのが良い．留置
した経腸栄養チューブから術後 24 時間以内に栄
養を開始することが望ましい．

当院における栄養リハビリテーション

1．術前栄養リハビリテーション強化プログラ
ム

1）外来でのプログラムの導入

当院では，がん治療支援科が中心となり低栄養
の患者に対して医師，看護師，管理栄養士，理学
療法士，作業療法士，歯科医師，歯科衛生士ら多
職種からなるチームを結成し，外来での術前評価
の段階から退院後に至るまで，広い意味で周術期

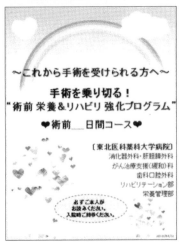

図 1. 術前栄養リハビリテーション
強化プログラムの説明用冊子

図 2. 術前栄養リハビリテーション強化プログラムの概要

の管理に役割を果たしている．外来受診時にプログラムの概要，継時的な流れ，必要性について十分に時間をかけて説明することが重要である．患者用のわかりやすい絵を用いた小冊子を作成し，何度も目を通してもらうことも効果的である（**図1**）．その際に管理栄養士による栄養指導を施行し，1日の目標エネルギー量（30〜40 kcal/kg）と目標たんぱく質摂取量（1.2 g/kg）を設定する．当院での栄養リハビリテーションの概要を**図2, 3**に示す．これらの介入により術前の栄養・炎症の状態は有意に改善し，mGPSの改善を認めている[17]．

2）入院中の術前栄養投与

入院後から術前までの1週間でω3脂肪酸，アルギニン，核酸を含んだ免疫調整栄養剤を通常の食事に加えて375〜500 ml/日提供している．またリハビリテーション施行後に筋力の増強を目的にたんぱく質10 gのうち分岐鎖アミノ酸製剤2,500 mgを含有している製剤（リハタイムゼリー®）を投与している．

3）入院中の術前リハビリテーション

入院当日から手術前日まで理学療法士と作業療法士が介入する．理学療法士は下肢機能と歩行能力，ADLを評価し，10 m歩行速度を計測する．作業療法士は上肢機能と認知機能，ADLを評価し，握力測定を行う．10 m歩行速度と握力は入院時，手術前日と退院時に測定し，比較している．

訓練内容は対象者の体調や能力に応じて，担当者がプログラムを立案し，実施する．理学療法では主に下肢筋力訓練，作業療法では上肢筋力訓練を，術前日まで毎日それぞれ40分程行う．訓練終了後すぐに，筋たんぱく合成促進を目的にリハタイムゼリー®を摂取している．術前は訓練プログラムを実施するだけではなく，術後に向けて呼吸指導やカフパンピングの指導もあわせて行う．術後の訓練の導入がスムースに行えるよう，作成した術後の訓練動画を見せながら説明する．

2．術後栄養リハビリテーション

1）術後栄養管理

第1病日に声帯の評価と飲水テストを行い，むせがなければ飲水を許可している．むせがあるときは必要に応じて嚥下リハビリテーションチームの介入を行っている．経腸栄養は半消化態の経腸栄養剤を腸瘻より200 ml（20 ml/h）から開始し徐々に量と投与速度を上げていく（**図3**）．第5〜7病日に透視検査を行った後，固形食の摂取を開始している．経口摂取が可能になっても十分なカロリーを摂取できるまでに時間がかかるため症例に応じて1日200〜600 ml程度の経腸栄養剤の投与を継続したまま退院している．術後の空腸瘻のチューブ抜去時期は特に定めず，栄養状態の回復および経口栄養摂取が十分と判断されるまで外来で管理を行う．通常は2〜3か月後に抜去できるこ

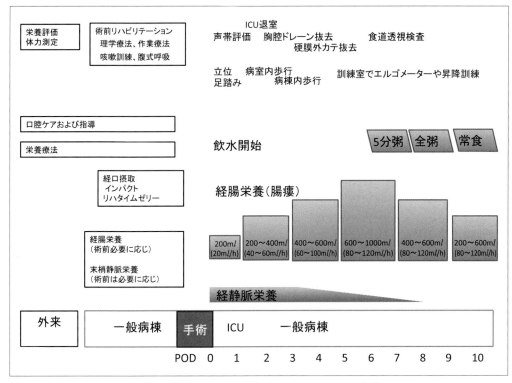

図 3. 食道癌手術の栄養リハビリテーション療法

とが多い.

2）術後リハビリテーション

　当院では術当日に気管内チューブを抜去し，麻酔覚醒後は ICU に入室している．第 1 病日からリハビリテーション（理学療法，作業療法）を開始し，状態を確認し可能な範囲でベッド上にて関節可動域訓練や端座位，立位訓練まで行う．第 2 病日は状態が良好であれば歩行訓練を開始する．経過に問題がなければ，ICU を退出し一般病棟へ転棟となる．一般病棟でも理学療法士，作業療法士とも介入し，状態をみながら歩行距離を延ばしていく．術後は理学療法，作業療法とも歩行訓練を中心に行うが，経過が順調で歩行訓練だけではなく，追加のプログラムが可能であると判断できれば，ストレッチや筋力訓練を追加し，術前の状態に近づけられるように対応していく．現在コロナ禍で訓練室では行えないが，病棟内や院内でそれぞれの担当者が工夫を凝らしながら，安全に訓練を行っている．

終わりに

　栄養障害は食道癌手術における大きなリスクである．栄養とリハビリテーションの介入を行うことで，栄養状態を含む全身状態をできるだけ改善することが必要である．我々はリハビリテーション施行後に筋力の増強を目的に分岐鎖アミノ酸製剤を投与している．栄養の投与経路はできるだけ経腸栄養が望ましいため，手術の際に作成した腸瘻を使用して術後速やかに経腸栄養を開始している．診断時から周術期，さらには退院後の外来経過観察時においても多職種による継続した栄養の評価介入とリハビリテーションが重要である．

文　献

1）Elliott JA, et al：Sarcopenia：Prevalence, and Impact on Operative and Oncologic Outcomes in the Multimodal Management of Locally Advanced Esophageal Cancer. *Ann Surg*, **266**（5）：822-830, 2017.

2）Nozoe T, et al：Correlation of pre-operative nutritional condition with post-operative complications in surgical treatment for oesophageal carcinoma. *Eur J Surg Oncol*, **28**：396-400, 2002.

3）Nakatani M, et al：Prognostic significance of the prognostic nutritional index in esophageal cancer patients undergoing neoadjuvant chemo-therapy. *Dis Esophagus*, **30**：1-7, 2017.

4）Park JH, et al：Colorectal Cancer, Systemic Inflammation, and Outcome：Staging the Tumor and Staging the Host. *Ann Surg*, **263**：326-336, 2016.

5）Jones C, et al：Improving rehabilitation after critical illness through outpatient physiotherapy classes and essential amino acid supplement：a randomized controlled trial. *J Crit Care*, **30**：901-907, 2015.

6）Piraux E, et al：Effects of preoperative combined aerobic and resistance exercise training in can-cer patients undergoing tumour resection sur-gery：A systematic review of randomised trials. *Surg Oncol*, **27**：584-594, 2018.

7）宮下知治ほか：周術期における腸内環境の改善とサルコペニア予防の重要性. 臨外, **73**(13)：1462-1467, 2018.

8）Hirahara N, et al：Preoperative Prognostic Nutritional Index Predicts Long-Term Surgical Outcomes in Patients with Esophageal Squa-mous Cell Carcinoma. *World J Surg*, **42**(7)：2199-2208, 2018.

9）Toyokawa T, et al：The pretreatment Control-ling Nutritional Status(CONUT) score is an independent prognostic factor in patients with resectable thoracic esophageal squamous cell carcinoma：results from a retrospective study. *BMC Cancer*, **16**：722, 2016.

10）Lindenmann J, et al：Preoperative Glasgow Prognostic Score as additional independent prognostic parameter for patients with esopha-geal cancer after curative esophagectomy. *Eur J Surg Oncol*, **43**：445-453, 2017.

11）小野　聡ほか：食道癌手術患者における周術期管理の重要性. ICU と CCU, **41**(7)：445-451, 2017.

12）Mudge LA, et al：Multicentre factorial random-ized clinical trial of perioperative immunonutri-tion versus standard nutrition for patients undergoing surgical resection of oesophageal cancer. *Br J Surg*, **105**：1262-1272, 2018.

13）Takeuchi H, et al：Clinical significance of periop-erative immunonutrition for patients with esophageal cancer. *World J Surg*, **31**：2160-2167, 2007.

14）Kanekiyo S, et al：Efficacy of perioperative immunonutrition in esophageal cancer patients undergoing esophagectomy. *Nutrition*, **59**：96-102, 2019.

15）深柄和彦：周術期 immunonutrition の意義. 外科, **78**(8)：859-864, 2016.

16）Takesue T, et al：A prospective ran- domized trial of enteral nutrition after thoracoscopic eso-pha- gectomy for esophageal cancer. *Ann Surg Oncol*, **22**：802-809, 2015.

17）児山　香ほか：消化器癌手術症例に対する‘術前栄養リハビリ強化プログラム’導入効果の検討. 外科と代謝・栄養, **55**(1)：49-55, 2021.

MB Med Reha **No.266**：**61-67**, 2021

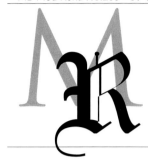

食道癌：術前術後の嚥下機能と摂食嚥下リハビリテーション診療

兼岡麻子*1　井口はるひ*2

Abstract　食道癌とその手術治療は嚥下に大きく影響する．嚥下障害は，術後の誤嚥性肺炎や栄養状態の悪化を招く恐れがあるため，リハビリテーション訓練による早期の機能回復が求められる．食道癌の術前には，重複癌に対する治療歴，老嚥，嚥下筋のサルコペニアなどにより嚥下機能が低下する可能性がある．嚥下内視鏡検査や嚥下造影検査による嚥下機能評価を行い，必要な患者にはリハビリテーション訓練を行う．術後には，手術侵襲により新たな嚥下障害が生じ得る．例えば，リンパ節郭清術における舌骨下筋の切離や瘢痕形成により，舌骨・喉頭挙上が制限され，喉頭閉鎖が不十分となる．また，喉頭感覚の低下により嚥下反射惹起が遅延するため，嚥下中誤嚥が起こる．さらに，食道入口部の開大制限により咽頭残留が顕著となる．術後の嚥下機能評価に応じて，機能回復のためのエクササイズ，摂食時の姿勢調整や嚥下法の習得，また嚥下調整食の導入を検討する．

Key words　嚥下障害(dysphagia)，食道癌(esophageal cancer)，手術(surgery)，リハビリテーション訓練(rehabilitative exercises)

はじめに

嚥下とは，食物を口腔に取り込み，咀嚼して食塊を形成し，その食塊を口腔から咽頭，そして食道へと送り込む一連の過程である．嚥下障害とは，この過程のいずれかに障害が生じた状態である．嚥下障害は，誤嚥性肺炎，低栄養，脱水，窒息のリスクを高め，患者の食べる楽しみを制限し，生活の質を著しく低下させる．したがって，患者の嚥下機能を評価し，障害像に応じた介入を行うことが重要である．

食道は嚥下を担う臓器で，頸部・胸部・腹部食道に分けられる．食道癌とその手術治療は嚥下に大きく影響する．特に，本邦の食道癌の約90％を占める胸部食道癌に対する手術は，開胸あるいは胸腔鏡下に，頸部，胸部，腹部のリンパ節郭清，食道切除および再建を行うもので，術後には縫合不全，吻合部狭窄，反回神経麻痺，肺炎，嚥下障害など，様々な合併症が生じ得る[1]．中でも，嚥下障害は，術後の誤嚥性肺炎や低栄養を招く恐れがあるため，リハビリテーション治療による早期の機能回復が求められる．

本稿では，まず，嚥下障害の主な症状と嚥下機能の評価について概観し，食道癌患者の術前術後の嚥下機能について解説する．さらに，食道癌術後嚥下障害に対するリハビリテーション治療を紹介する．

嚥下障害の主な症状と嚥下機能の評価

嚥下障害の主な症状に，誤嚥と残留がある．誤

*1 Asako KANEOKA, 〒 113-8655 東京都文京区本郷 7-3-1　東京大学医学部附属病院リハビリテーション部，言語聴覚療法主任(言語聴覚士)／同病院摂食嚥下センター，副センター長
*2 Haruhi INOKUCHI, 東京大学医学部附属病院リハビリテーション部，助教／同病院摂食嚥下センター，副センター長

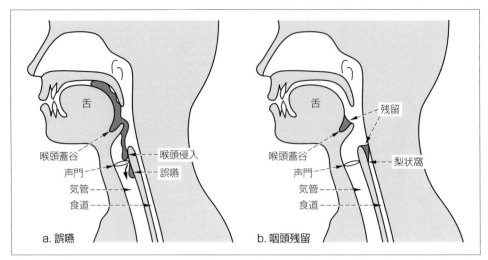

図 1. 嚥下障害の症状：誤嚥と咽頭残留
a ：誤嚥：食塊が声門下に流入する.
b ：咽頭残留：食塊が喉頭蓋谷や梨状窩などに残留する.

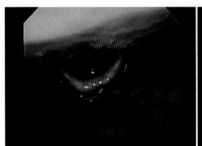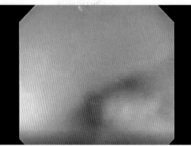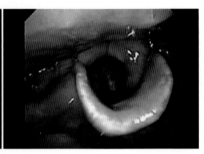

図 2. 嚥下内視鏡検査（胸部食道癌術後）　　　　　　　　　a｜b｜c
a ：嚥下前：嚥下反射惹起遅延（口腔から喉頭に着色水が流入する様子が確認できる）
b ：嚥下中：異常なし. 嚥下反射中の視野消失（ホワイトアウト）が生じるため，咽頭・喉頭の観察はできない.
c ：嚥下後：咽頭残留. 喉頭蓋谷：少量，梨状窩：なし

嚥とは，気道防御能の低下により，唾液や飲食物が喉頭内に侵入し（喉頭侵入），さらに声門を越えて気管に流入することである（**図 1-a**）. 喉頭や気管の感覚低下により誤嚥しても咳嗽反射が起こらない場合（不顕性誤嚥）や，喀出力の低下により誤嚥したものを喉頭上に排出しきれない場合には，誤嚥性肺炎のリスクが高まる[2].

　残留とは，食物移送機能の低下により，口腔や咽頭に食塊が残ることである. 特に，嚥下圧を生成するうえで重要とされる，鼻咽腔閉鎖や舌根と咽頭後壁との接触，咽頭収縮などの機能が障害されると，食塊を咽頭から食道に送り込むための駆出力が不足する. その結果，食塊が咽頭（特に喉頭蓋谷や梨状窩）に残留する（**図 1-b**）. 残留物が咽頭から溢れて喉頭に流入すると，誤嚥につながる.

　嚥下障害が疑われる患者には，水飲み検査などのスクリーニング検査[3]を行い，必要に応じて嚥下内視鏡検査（videoendoscopy；VE）[4]（**図 2**）や嚥下造影検査（videofluoroscopy；VF）[5]（**図 3**）による精査を行う. VE では，声帯運動や喉頭感覚を評価し，唾液の咽頭貯留や喉頭流入の有無を確認する. VE，VF いずれにおいても，嚥下時の食塊移送を観察し，誤嚥や咽頭残留の有無と程度を判定する. また，嚥下諸器官の運動範囲や運動速度，運動開始のタイミングなどを分析し，誤嚥や残留が生じるメカニズムを探る. 例えば，嚥下時の舌骨・喉頭挙上が不十分で喉頭蓋が反転しないなど，気道防御を損なうような嚥下動態の異常を観察する. また，誤嚥が起こるタイミングにも着目する[6]. 例えば，嚥下反射惹起前に食塊が咽頭に

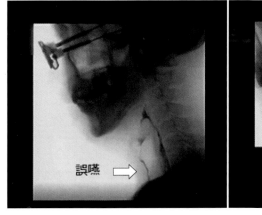
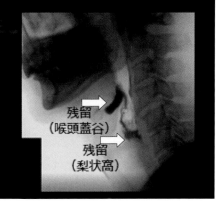

a．誤嚥　　　　　　　　　　　　　　　b．咽頭残留

図 3．嚥下造影検査（胸部食道癌術後）

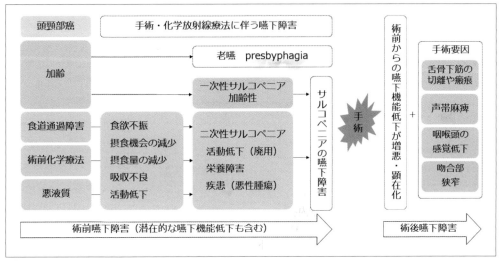

図 4．食道癌術前術後嚥下障害とその原因

流入し誤嚥する（嚥下前誤嚥），喉頭閉鎖が不完全
であるために誤嚥する（嚥下中誤嚥），嚥下完了後
に咽頭残留が喉頭内に流入し誤嚥する（嚥下後誤
嚥）などのパターンがある[6)7)]．誤嚥という症状の
有無だけでなく，その原因を明らかにすること
で，問題解決に向けたリハビリテーション治療が
可能になる．

食道癌患者の嚥下機能

食道癌患者では，種々の要因により嚥下機能が
低下する．術前術後における嚥下機能低下の原因
をまとめた（図 4）．

1．術前の嚥下機能
1）頭頸部癌との重複による嚥下障害
食道癌に対して手術治療を受ける患者の約

15%[8)]～30%[9)]に 重 複 癌 が あ り，そ の う ち 約
20%[8)]～30%[9)]が頭頸部癌である．口腔，咽頭ある
いは喉頭などに手術や化学放射線治療歴がある患
者では，術前から嚥下機能が低下していることが
多い[10)]．

2）老　嚥
食道癌の平均年齢は 60～70 歳代と高齢である
ため，加齢に伴う嚥下機能の低下，すなわち老嚥
（presbyphagia）[11)]も潜在する．老嚥は病的な状態
ではないが，口腔移送時間の延長，咽頭収縮力の
低下，咽頭残留の増加などの軽微な変化が起こ
り，時には喉頭侵入や誤嚥も生じる[12)]．また，手
術や長期臥床など，ひとたび高度な侵襲を受ける
と，老嚥は嚥下障害に転じるリスクが高い[11)]．

表 1.
食道癌術後嚥下動態の異常とその原因

嚥下動態の異常	原　因
舌骨の前方[19]・上方[20][21]への運動制限 喉頭挙上制限[22][23]	舌骨下筋群の切離や瘢痕形成[22] 気管周囲の瘢痕形成[20] リンパ節郭清術後の癒着[20]
嚥下反射惹起遅延[19][24][25]	挿管に伴う喉頭感覚の低下[19]
食道入口部開大不全[20]	舌骨・喉頭挙上制限による二次的な開大不全[20]

3）サルコペニアの嚥下障害

近年，サルコペニアに関連する嚥下障害が注目されている[13]．サルコペニアとは，骨格筋の筋量減少と筋機能低下が生じた状態で，加齢が原因で起こるもの（一次性サルコペニア）と，活動低下（廃用），栄養障害，疾患（悪性腫瘍）に起因するものがある（二次性サルコペニア）[14]．サルコペニアによる高齢者の嚥下障害では，咽頭収縮力の低下，咽頭残留，喉頭侵入，誤嚥が顕著である[11]．

術前食道癌患者では，その70％以上に全身のサルコペニアがあるとの報告がある[15]．腫瘍占拠による食道通過障害や化学療法に伴う食欲不振，また癌悪液質などにより摂食量が減少するため，低栄養や活動低下による二次性サルコペニアを生じ得る．術前のサルコペニアは術後嚥下障害のリスク因子であり[15]，特に，術前からオトガイ舌骨筋の筋量が減少している患者は術後嚥下障害のリスクが高く[16]，また，術前から舌の筋力が低下している患者は術後肺炎のリスクが高いとの報告がある[17]．

2．術後嚥下機能

食道癌術後には，術前からの嚥下機能低下が顕在化する可能性に加えて，手術操作による嚥下障害も生じる（図4）．

1）手術に伴う嚥下動態の異常

筆者らが行ったシステマティックレビュー[18]の中から，本邦の食道癌の約90％を占める胸部食道癌患者の術後嚥下動態に関する研究を抜粋し，新たな知見も加えてまとめた（表1）．なお，食道癌に対する術式，再建経路，吻合部位，リンパ節郭清術の範囲など，手術関連要因は施設や対象者ごとに異なる．

食道癌術後のVFでは，舌骨の前方[19]および上方[20][21]への運動制限，喉頭挙上制限[22][23]，嚥下反射惹起遅延[19][24][25]，食道入口部開大不全[20]がみられる．舌骨・喉頭挙上の制限は，頸部リンパ節郭清による舌骨下筋の切離と瘢痕形成のために[22]，嚥下時に舌骨下筋が弛緩せず，喉頭挙上を妨げることが原因とされる[20][25]．嚥下反射惹起遅延は，術後患者の25％[25]～90％[24]にみられ，挿管に伴う咽喉頭粘膜の感覚低下に起因する[19]．食道入口部開大不全は，舌骨・喉頭の前上方への移動が障害されることにより二次的に障害される[20]．

2）嚥下障害の症状

食道癌術後には，誤嚥[19][22][25][26]（図3-a），不顕性誤嚥[26]，喉頭蓋谷[24]および梨状窩残留[21][24]（図3-b）が生じる．誤嚥は術後患者の16％[25]～49％[19]にみられ，主に嚥下中に生じる[27]．誤嚥は，3領域リンパ節郭清[22]，特に頸部リンパ節郭清術と関連する[25]．また，喉頭内視鏡検査（laryngeal fiberscopy；LF）において，反回神経麻痺による声帯麻痺も高頻度（13％[26]～76％[23]）に確認される．ただし，声帯麻痺が誤嚥と関連するという報告と[26]，関連しないとする報告がある[25]．

残存食道と再建臓器との吻合部の瘢痕狭窄により食物の通過が障害され，経口摂取が困難になることもある．また，頸部吻合では，上部食道括約筋による逆流防止機構が損なわれるため，胃内容の逆流を生じやすい[28]．

食道癌周術期のリハビリテーション介入

食道癌周術期のリハビリテーション介入は多職種が連携して行う．当院の食道癌患者に対する周術期介入の例を示す（図5）．

1．術前のリハビリテーション介入

術前に化学療法を併用する場合には，入院中に理学療法士（physical therapist；PT）による呼吸理学療法や，管理栄養士による栄養管理，歯科衛生士による口腔ケア指導を行う．特に，サルコペニアの嚥下障害を予防するためには，栄養管理と

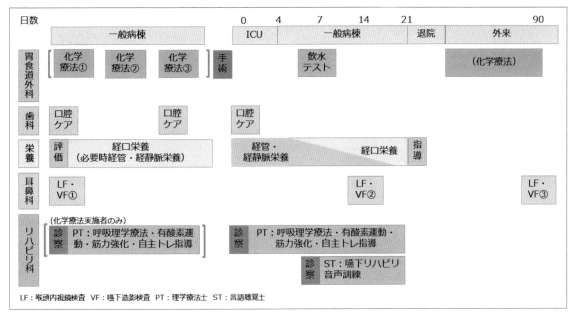

図 5. 食道癌周術期のリハビリテーション介入

LF：喉頭内視鏡検査　VF：嚥下造影検査　PT：理学療法士　ST：言語聴覚士

表 2. 術後嚥下障害の特徴と対策の例

術後嚥下障害の特徴	エクササイズ	姿勢調整・嚥下法
舌骨・喉頭挙上制限 食道入口部開大不全	頭部挙上訓練[32] メンデルソン手技[33] 開口訓練[34]	頸部屈曲位[35]～[38] 息こらえ嚥下[39]
嚥下反射惹起遅延	咽頭冷却刺激[40] カプサイシンの摂取[41]	息こらえ嚥下[39] リクライニング位[42] 液体へのとろみ付加[43]
声帯麻痺	The vocal function exercises[44] The resonance tube method[45]	

運動療法が重要である．頭頸部癌との重複癌患者，嚥下関連筋の筋力低下を認める患者，また高齢患者については，術前に VE や VF で嚥下機能を評価することが望ましい．嚥下障害のある患者には，言語聴覚士（speech therapist；ST）が個別に摂食嚥下リハビリテーションを行う．

2．術後のリハビリテーション介入

手術翌日，リハビリテーション科医が診察のうえ，PT がリハビリテーション訓練を開始する．術後 7 日前後，縫合不全がなく，スクリーニングテスト（飲水テスト）で問題がなければ経口摂取を再開する．ただし，食道癌術後患者においては，少量（3 ml）の水を用いた飲水テストの嚥下障害検出の感度は 68.4％，特異度は 70.0％と限界があるため[26]，偽陰性に留意し，摂食時の誤嚥徴候の有

無も注意深く観察する．摂食状況に問題がなければ，経管栄養から徐々に経口栄養へと移行する．飲水テストで問題があった場合，また術後嚥下障害のハイリスク患者については VE や VF を行い，嚥下機能を評価する．嚥下障害に対しては，機能改善のためのエクササイズ，摂食時の姿勢調整[29]や嚥下法の指導[30]，嚥下調整食の提供を検討する[31]．また，声帯麻痺については音声訓練が有効な場合がある．嚥下障害の特徴に対応する主な対策をまとめた（表2）．

まとめ

食道癌術前・術後の嚥下障害の特徴について解説し，嚥下障害に対するリハビリテーションを紹介した．嚥下障害患者には，適切な嚥下機能評価

に基づき，嚥下動態に合わせたリハビリテーション訓練を提供することが重要である.

文　献

1) Mboumi IW, et al：Complications After Esophagectomy. *Surg Clin North Am*, **99**：501-510, 2019.

2) Pikus L：Videofluoroscopic studies of swallowing dysfunction and the relative risk of pneumonia. *AJR Am J Roentgenol*, **180**：1613-1616, 2003.

3) 勝又明敏：摂食嚥下障害の評価　2019. 日摂食嚥下リハ会誌, **23**：107-136, 2019.

4) 武原　格：嚥下内視鏡検査の手順 2012 改訂. 日摂食嚥下リハ会誌, **16**：302-314, 2012.

5) 二藤隆春ほか：嚥下造影の検査法（詳細版）　日本摂食嚥下リハビリテーション学会医療検討委員会 2014 年度版. 日摂食嚥下リハ会誌, **18**：167-186, 2014.

6) Logemann J：Treatment for aspiration related to dysphagia：An overview. *Dysphagia*, **1**：34-38, 1986.

7) Pisegna JM, et al：Swallowing Patterns in the HNC Population：Timing of Penetration-Aspiration Events and Residue. *Otolaryngol Head Neck Surg*, **163**：1232-1239, 2020.

8) Lee GD, et al：Esophageal Cancer Associated with Multiple Primary Cancers：Surgical Approaches and Long-term Survival. *Ann Surg Oncol*, **20**：4260-4266, 2013.

9) Baba Y：Clinical and Prognostic Features of Patients With Esophageal Cancer and Multiple Primary Cancers：A Retrospective Single-institution Study. *Ann Surg*, **267**：478-483, 2018.

10) Greco E, et al：Dysphagia Treatment for Patients With Head and Neck Cancer Undergoing Radiation Therapy：A Meta-analysis Review. *Int J Radiat Oncol Biol Phys*, **101**：421-444, 2018.

11) Jardine M, et al：Dysphagia Onset in Older Adults during Unrelated Hospital Admission：Quantitative Videofluoroscopic Measures. *Geriatrics（Basel）*, **3**：66, 2018.

12) Mehraban-Far S, et al：Dysphagia in the elderly population：A Videofluoroscopic study. *Am J Otolaryngol*, **42**：102854, 2021.

13) 藤島一郎ほか：サルコペニアと摂食嚥下障害　4 学会合同ポジションペーパー. 嚥下医学, **8**：185-196, 2019.

14) Chen L-K, et al：Sarcopenia in Asia：consensus report of the Asian Working Group for Sarcopenia. *J Am Med Dir Assoc*, **15**：95-101, 2014.

15) Mayanagi S：Association of preoperative sarcopenia with postoperative dysphagia in patients with thoracic esophageal cancer. *Dis Esophagus*, 2020. doi：10.1093/dote/doaa121〔Online ahead of print〕

16) Katsumata K, et al：胸部食道癌に対する手術後のオトガイ舌骨筋における筋量減少と嚥下障害との関連. *J St. Marianna Univ*, **10**：63-70, 2019.

17) Yokoi A, et al：食道切除術後の舌圧変化と関連因子　短期縦断研究. *Esophagus*, **16**：300-308, 2019.

18) Kaneoka A, et al：Presentation of oropharyngeal dysphagia and rehabilitative intervention following esophagectomy：a systematic review. *Dis Esophagus*, **31**：1-11, 2018.

19) Kim SJ, et al：Kinematic analysis of swallowing in the patients with esophagectomy for esophageal cancer. *J Electromyogr Kinesiol*, **28**：208-213, 2016.
Summary　食道癌術後患者の嚥下造影検査において嚥下動態を解析し，誤嚥に最も影響を与えるのは嚥下反射惹起遅延であることを明らかにした.

20) Kato H, et al：Videofluoroscopic evaluation in oropharyngeal swallowing after radical esophagectomy with lymphadenectomy for esophageal cancer. *Anticancer Res*, **27**：4249-4254, 2007.

21) Okumura T, et al：Functional outcome assessment of swallowing（FOAMS）scoring and videofluoroscopic evaluation of perioperative swallowing rehabilitation in radical esophagectomy. *Surg Today*, **46**：543-551, 2016.

22) Yasuda T, et al：Evaluation of Dysphagia and Diminished Airway Protection after Three-Field Esophagectomy and a Remedy. *World J Surg*, **37**：416-423, 2013.

23) Kumai Y, et al：Videofluoroscopic evaluation of pharyngeal swallowing dysfunction after esophagectomy with three-field lymph node dissection. *Eur Arch Otorhinolaryngol*, **274**：321-326, 2017.

24) Yuen MTY, et al：Long-term pharyngeal dys-

phagia after esophagectomy for esophageal cancer-an investigation using videofluoroscopic swallow studies. *Dis Esophagus*, **32**(1)： 2019. doi：10.1093/dote/doy068

25) Mafune T, et al：An Investigation of Factors Related to Food Intake Ability and Swallowing Difficulty After Surgery for Thoracic Esophageal Cancer. *Dysphagia*, **34**：592-599, 2019.

26) Lee SY, et al：Clinical predictors of aspiration after esophagectomy in esophageal cancer patients. *Support Care Cancer*, **24**：295-299, 2016.
Summary 食道癌術後患者の嚥下造影検査の所見を分析し, 声帯麻痺の有無が誤嚥の予測因子であることを報告した.

27) Lewin JS, et al：Experience with the chin tuck maneuver in postesophagectomy aspirators. *Dysphagia*, **16**：216-219, 2001.

28) Kim D, et al：Influence of esophagectomy on the gastroesophageal reflux in patients with esophageal cancer. *Dis Esophagus*, **30**：1-7, 2017.

29) 兼岡麻子：摂食嚥下障害領域における姿勢調整の検証　摂食嚥下臨床における頭頸部の屈曲位「顎引き嚥下」の効果とその機序. 言語聴覚研, **16**：28-33, 2019.

30) 武原 格ほか：訓練法のまとめ(2014版). 日摂食嚥下リハ会誌, **18**：55-89, 2014.

31) 藤谷順子：日本摂食・嚥下リハビリテーション学会嚥下調整食分類2013. 日摂食嚥下リハ会誌, **17**：255-267, 2013.

32) Shaker R, et al：Augmentation of deglutitive upper esophageal sphincter opening in the elderly by exercise. *Am J Physiol*, **272**：G1518-G1522, 1997.

33) McCullough GH, et al：Effects of Mendelsohn maneuver on measures of swallowing duration post stroke. *Top Stroke Rehabil*, **19**：234-243, 2012.

34) Wada S, et al：Jaw-opening exercise for insufficient opening of upper esophageal sphincter. *Arch Phys Med Rehabil*, **93**：1995-1999, 2012.

35) 亀之園佑太ほか：胸部食道癌術後患者に対する頸部屈曲位嚥下の咽頭残留に及ぼす効果. 嚥下医学, **5**：84-91, 2016.

36) Matsubara K, et al：The effect of a chin-down maneuver after esophagectomy on oropharyngeal swallowing pressure measured using high-resolution manometry. *Auris Nasus Larynx*, **47**：141-147, 2020.

37) Kumai Y, et al：Determining the Efficacy of the Chin-Down Maneuver Following Esophagectomy With Fiberoptic Endoscopic Evaluation of Swallowing. *Arch Phys Med Rehabil*, **100**：1076-1084, 2019.

38) Kumai Y, et al：Effects of Chin-Down Maneuver on the Parameters of Swallowing Function After Esophagectomy With 3-Field Lymphadenectomy Examined by Videofluoroscopy. *Arch Phys Med Rehabil*, **98**：1174-1179, 2017.

39) Ohmae Y, et al：Effects of two breath-holding maneuvers on oropharyngeal swallow. *Ann Otol Rhinol Laryngol*, **105**：123-131, 1996.

40) Rosenbek JC, et al：Effects of thermal application on dysphagia after stroke. *J Speech Hear Res*, **34**：1257-1268, 1991.

41) Ebihara T, et al：Capsaicin troche for swallowing dysfunction in older people. *J Am Geriatr Soc*, **53**：824-828, 2005.

42) Benjapornlert P, et al：The effect of reclining position on swallowing function in stroke patients with dysphagia. *J Oral Rehabil*, **47**：1120-1128, 2020.

43) Steele CM, et al：The influence of food texture and liquid consistency modification on swallowing physiology and function： a systematic review. *Dysphagia*, **30**：2-26, 2015.

44) Angadi V, et al：Effects of Vocal Function Exercises：A Systematic Review. *J Voice*, **33**：124, e13-124, 2019.

45) Simberg S, Laine A：The resonance tube method in voice therapy：description and practical implementations. *Logoped Phoniatr Vocol*, **32**：165-170, 2007.

『軟部組織損傷・障害の病態とリハビリテーション』書籍連動 Web 講座（全 3 回）

参加費：3,300 円（税込）/各回（zoom による Web 開催）
主　催：株式会社メジカルビュー社

【第 1 回　腱障害】
日　時：2021 年 10 月 19 日（火）午後 8 時～ 10 時
演　者：小林　匠先生（北海道千歳リハビリテーション大学）総論
　　　　窪田智史先生（東京国際大学）評価・治療
　　　　佐竹勇人先生（阪奈中央病院）ケーススタディ
【第 2 回　靭帯損傷】
日　時：2021 年 11 月 16 日（火）午後 9 時～ 11 時
演　者：小林　匠先生（北海道千歳リハビリテーション大学）総論
　　　　越野裕太先生（NTT 東日本札幌病院）評価・治療
　　　　坂田　淳先生（トヨタ記念病院）ケーススタディ
【第 3 回　腱板障害】
日　時：2021 年 12 月 14 日（火）午後 8 時～ 10 時
演　者：小林　匠先生（北海道千歳リハビリテーション大学）総論
　　　　戸田　創先生（札幌医科大学）評価・治療
　　　　伊藤　雄先生（整形外科北新病院）ケーススタディ
参加申込方法：下記の URL で申込みサイトにアクセスのうえ，お手続きください。
　　　　https://www.medicalview.co.jp/campaign/reha_seminar2021

第 46 回日本足の外科学会学術集会

会　期：2021 年 11 月 11 日（木）～ 11 月 12 日（金）
学会長：熊井　司（早稲田大学スポーツ科学学術院教授）
会　場：早稲田大学　早稲田キャンパス　大隈記念講堂
　　　　〒 169-8050 新宿区西早稲田 1-6-1
　　　　リーガロイヤルホテル東京
　　　　〒 169-8613 東京都新宿区戸塚町 1-104-19
テーマ：足の学び舎－足を診る，考える，そして知る
同時開催：第 1 回足の運動機能を語る会　11 月 12 日（金）
　　　於：大隈記念講堂小講堂
　　　（近年の高まるニーズのもと，足の理学療法，機能療法など運動器についての基礎及び臨床研究の場として，理学療法士，アスレチックトレーナーなどの有資格者セラピストによる会員制研究会の発足を目指し，足の外科医との交流・情報共有を試みる会）
学会ホームページ：https://www.jssf2021.jp/
　　　　（3 月下旬公開予定）
演題募集期間：5 月中旬～ 6 月 25 日（予定）
主催事務局：早稲田大学スポーツ科学学術院
　　　　熊井研究室
　　　　〒 359-1192　所沢市三ケ島 2-579-15
運営事務局：（社）会議支援センター内
　　　　〒 104-0041 東京都中央区新富 1-8-6 SS ビル 3 階
　　　　TEL：03-6222-9871　FAX：03-6222-9875
　　　　E-mail：a-csc@a-csc.org

第 48 回関東膝を語る会

日　時：令和 3 年 11 月 20 日（土）
　　　　13：00～18：00（予定）
会　場：新久喜総合病院　新棟 4 階　講堂
　　　　〒 346-8530 埼玉県久喜市上早見 418-1
　　　　TEL 0480-26-0033（代表）
一般演題：13：15～16：50
特別講演：17：00～18：00
　　　　「膝関節内側半月板後角断裂の臨床―自験例の分析―」
　　　　医療法人同信会福岡整形外科病院　理事長
　　　　王寺　享弘先生
一般演題募集締切日：令和 3 年 8 月 31 日（火）必着
応募方法：演題名，演者名，所属，住所，電話番号，FAX 番号，メールアドレスを明記のうえ，400～800 字以内の抄録を Microsoft Office Word（可能な限り Windows）にて作成し，メールに添付のうえ，ご応募下さい．
お申込先：第 48 回 関東膝を語る会　事務局
　　　　担当：小暮（一般社団法人巨樹の会新上三川病院）
　　　　E-mail：kogure@kaminokawa-hp.jp
第 48 回 関東膝を語る会　当番世話人：
　　　　一般社団法人巨樹の会新上三川病院
　　　　副院長　関矢　仁
　　　　〒 329-0611　栃木県河内郡上三川町上三川 2360 番地
　　　　TEL 0285-56-7111

第 5 回　日本安全運転・医療研究会

日　時：2021 年 12 月 5 日（日曜日）9 時 25 分～17 時
形　式：WEB 開催（オンライン＋デマンド配信）
会　長：渡邉　修（東京慈恵会医科大学附属第三病院リハビリテーション科）
テーマ：「安心・安全な交通社会のしくみ」
主なプログラム：運転指導基礎講座（5 演題），特別講演（2 演題），シンポジウム（6 演題），一般演題
一般演題募集：
　　　研究会 HP　https://secretaryart.co.jp/5th_js_sdmc/　より，演題募集用フォーマットから送信ください。
　　　抄録締め切りは 2021 年 10 月 30 日正午まで。
運営事務局：東京慈恵会医科大学第三病院　リハビリテーション科
　　　　〒 201-8601　東京都狛江市和泉本町 4-11-1
　　　　TEL：03-3480-1151（代表）
　　　　E-mail：shuwata@jikei.ac.jp

病院歯科介護研究会
第 23 回総会・学術講演会

大会長：松永一幸(脳神経センター大田記念病院　歯科)
実行委員長：伊東昌洋(長島病院　歯科)
テーマ：『多職種ではじめる脳卒中地域連携』
　　　　～脳卒中・循環器病対策基本法 2019 施行を受けて口腔管理はどうあるべきか～
開催形式：Web 開催
　　　　※ライブ配信＋オンデマンド配信(11/8～12/8)
ライブ配信日時：2021 年 11 月 7 日(日)9：55～16：20
プログラム
　9：55～10：00　開会挨拶　松永一幸(病院歯科介護研究会　第 23 回総会・学術講演大会長)
　10：00～11：10　基調講演「脳卒中・循環器対策基本法の成立までの背景―足利赤十字病院における医科歯科連携―」
　　座長：小林芳友(積善病院歯科診療部長)
　　演者：小松本悟(足利赤十字病院名誉院長)
　11：20～12：30　教育講演①「脳卒中地域連携における歯科の役割」
　　座長：園井教裕(岡山大学大学院医歯薬学総合研究科附属医療教育センター助教)
　　演者：古屋純一(昭和大学歯学部高齢者歯科学講座准教授)
　12：40～13：50　教育講演②「多職種連携のために歯科がなすべきこと」
　　座長：郡山達男(脳神経センター大田記念病院院長)
　　演者：吉田光由(広島大学大学院医系科学研究科先端歯科補綴学准教授)
　14：00～16：20　シンポジウム
　　・「多職種からみた口腔管理の課題」
　　　座長：松永一幸(脳神経センター大田記念病院歯科医長)
　　・「その先にあるものを見据えた言語聴覚療法の提供」
　　　演者：時田春樹(川崎医療福祉大学リハビリテーション学部言語聴覚療法学科准教授/一般社団法人広島県言語聴覚士会会長)
　　・「保健師の立場でみる脳卒中後遺症の方々の口腔管理の重要性と,人生の最終段階に向けて」
　　　演者：田原久美子(地域密着型特別養護老人ホーム五本松の家施設長)
　　・「多職種で行う口腔管理がもたらす好循環～歯科衛生士の役割～」
　　　演者：吉田泰子(脳神経センター大田記念病院歯科診療課)
　　総合討論
　　座長：松永一幸(脳神経センター大田記念病院歯科医長)
　　助言者：郡山達男(脳神経センター大田記念病院院長)
　　助言者：古屋純一(昭和大学歯学部高齢者歯科学講座准教授)
　一般社団法人日本老年歯科医学会認定制度更新単位
　日本歯科衛生士会認定更新研修
　※以下の認定単位研修も申請中です。
　公益社団法人日本歯科衛生士会専門研修・認定更新生涯研修
参加費
　・事前登録(～10/3)
　　病院歯科介護研究会会員 3,000 円
　　会員外医師・歯科医師 6,000 円
　　歯科衛生士・その他 5,000 円
　　※学生(大学院を除く)は無料です。

ただし、事前参加登録が必要です。
　・直前登録(10/4～10/15)
　　病院歯科介護研究会会員 5,000 円
　　会員外医師・歯科医師 7,000 円
　　歯科衛生士・その他 6,000 円
　　※病院歯科介護研究会会員価格の適応は申し込み時点で会員会費完納者に限ります。
申込方法
　参加申込書を 10 月 15 日(日)までに，FAX にて送付またはホームページから申し込みください。振込先および振込額を E-mail でお知らせします。
　HP：http://woci.news　をご参照ください。
　主催：病院歯科介護研究会
　共催：日本老年歯科医学会岡山支部
お問い合わせ先
　病院歯科介護研究会第 23 回総会・学術講演会大会事務局(新庄村国民健康保険歯科診療所)
　TEL：0867-56-3056　FAX：0867-56-3434
　E-mail：hisanobu@mx9.tiki.ne.jp

FAX による注文・住所変更届け

改定：2015年1月

　毎度ご購読いただきましてありがとうございます．
　読者の皆様方に小社の本をより確実にお届けさせていただくために，FAX でのご注文・住所変更届けを受けつけております．この機会に是非ご利用ください．

◇ご利用方法

　FAX 専用注文書・住所変更届けは，そのまま切り離して FAX 用紙としてご利用ください．また，注文の場合手続き終了後，ご購入商品と郵便振替用紙を同封してお送りいたします．**代金が 5,000 円をこえる場合，代金引換便とさせて頂きます**．その他，申し込み・変更届けの方法は電話，郵便はがきも同様です．

◇代金引換について

　本の代金が 5,000 円をこえる場合，代金引換とさせて頂きます．配達員が商品をお届けした際に，現金またはクレジットカード・デビットカードにて代金を配達員にお支払い下さい（本の代金＋消費税＋送料）．（※年間定期購読と同時に 5,000 円をこえるご注文を頂いた場合は代金引換とはなりません．郵便振替用紙を同封して発送いたします．代金後払いという形になります．送料は定期購読を含むご注文の場合は頂きません）

◇年間定期購読のお申し込みについて

　年間定期購読は，1 年分を前金で頂いておりますため，代金引換とはなりません．郵便振替用紙を本と同封または別送いたします．送料無料，また何月号からでもお申込み頂けます．
　毎年末，次年度定期購読のご案内をお送りいたしますので，定期購読更新のお手間が非常に少なく済みます．

◇住所変更届けについて

　年間購読をお申し込みされております方は，その期間中お届け先が変更します際，必ずご連絡下さいますようよろしくお願い致します．

◇取消，変更について

　取消，変更につきましては，お早めに FAX，お電話でお知らせ下さい．
　返品は，原則として受けつけておりませんが，返品の場合の郵送料はお客様負担とさせていただきます．その際は必ず小社へご連絡ください．

◇ご送本について

　ご送本につきましては，ご注文がありましてから約 1 週間前後とみていただきたいと思います．お急ぎの方は，ご注文の際にその旨をご記入ください．至急送らせていただきます．2〜3 日でお手元に届くように手配いたします．

◇個人情報の利用目的

　お客様から収集させていただいた個人情報，ご注文情報は本サービスを提供する目的（本の発送，ご注文内容の確認，問い合わせに対しての回答等）以外には利用することはございません．

　その他，ご不明な点は小社までご連絡ください．

株式会社　全日本病院出版会　　〒 113-0033 東京都文京区本郷 3-16-4-7 F
電話 03(5689)5989　FAX03(5689)8030　郵便振替口座 00160-9-58753

FAX 専用注文書

5,000 円以上代金引換

ご購入される書籍・雑誌名に○印と冊数をご記入ください

○	書　籍　名	定価	冊数
	まず知っておきたい！がん治療のお金，医療サービス事典　新刊	¥2,200	
	カラーアトラス　爪の診療実践ガイド　改訂第2版　新刊	¥7,920	
	明日の足診療シリーズI 足の変性疾患・後天性変形の診かた	¥9,350	
	運動器臨床解剖学―チーム秋田の「メゾ解剖学」基本講座―	¥5,940	
	ストレスチェック時代の睡眠・生活リズム改善実践マニュアル	¥3,630	
	超実践！がん患者に必要な口腔ケア	¥4,290	
	足関節ねんざ症候群―足くびのねんざを正しく理解する書―	¥5,500	
	読めばわかる！臨床不眠治療―睡眠専門医が伝授する不眠の知識―	¥3,300	
	骨折治療基本手技アトラス―押さえておきたい10のプロジェクト―	¥16,500	
	足育学　外来でみるフットケア・フットヘルスウェア	¥7,700	
	四季を楽しむビジュアル嚥下食レシピ	¥3,960	
	病院と在宅をつなぐ 脳神経内科の摂食嚥下障害―病態理解と専門職の視点―	¥4,950	
	睡眠からみた認知症診療ハンドブック―早期診断と多角的治療アプローチ―	¥3,850	
	肘実践講座　よくわかる野球肘　肘の内側部障害―病態と対応―	¥9,350	
	医療・看護・介護で役立つ嚥下治療エッセンスノート	¥3,630	
	こどものスポーツ外来―親もナットク！このケア・この説明―	¥7,040	
	野球ヒジ診療ハンドブック―肘の診断から治療，検診まで―	¥3,960	
	見逃さない！骨・軟部腫瘍外科画像アトラス	¥6,600	
	パフォーマンスUP！　運動連鎖から考える投球障害	¥4,290	
	医療・看護・介護のための睡眠検定ハンドブック	¥3,300	
	肘実践講座　よくわかる野球肘　離断性骨軟骨炎	¥8,250	
	これでわかる！スポーツ損傷超音波診断 肩・肘+α	¥5,060	
	達人が教える外傷骨折治療	¥8,800	
	ここが聞きたい！スポーツ診療Q&A	¥6,050	
	見開きナットク！フットケア実践Q&A	¥6,050	
	高次脳機能を鍛える	¥3,080	
	最新　義肢装具ハンドブック	¥7,700	
	訪問で行う 摂食・嚥下リハビリテーションのチームアプローチ	¥4,180	

バックナンバー申込（※ 特集タイトルはバックナンバー 一覧をご参照ください）

❀メディカルリハビリテーション（No）

No_____　No_____　No_____　No_____　No_____
No_____　No_____　No_____　No_____　No_____

❀オルソペディクス（Vol/No）

Vol/No_____　Vol/No_____　Vol/No_____　Vol/No_____　Vol/No_____

年間定期購読申込

❀メディカルリハビリテーション　　　　　　No.　　　　　　から

❀オルソペディクス　　　　　　Vol.　　No.　　から

TEL：	（　　　）	FAX：	（　　　）

ご住所	〒		
フリガナ		要捺印	診療科目
お名前			

FAX 03-5689-8030 全日本病院出版会行

年　　月　　日

住 所 変 更 届 け

お 名 前	フリガナ	
お客様番号		毎回お送りしています封筒のお名前の右上に印字されております8ケタの番号をご記入下さい。
新お届け先	〒　　　　　　都 道 　　　　　　　府 県	
新電話番号	（　　　　　）	
変更日付	年　　月　　日より	月号より
旧お届け先	〒	

※ 年間購読を注文されております雑誌・書籍名に✓を付けて下さい。

☐ Monthly Book Orthopaedics （月刊誌）

☐ Monthly Book Derma. （月刊誌）

☐ 整形外科最小侵襲手術ジャーナル （季刊誌）

☐ Monthly Book Medical Rehabilitation （月刊誌）

☐ Monthly Book ENTONI （月刊誌）

☐ PEPARS （月刊誌）

☐ Monthly Book OCULISTA （月刊誌）

Monthly Book Medical Rehabilitation
バックナンバー在庫

2021.9.現在

2022年　年間購読のご案内

年間購読料　40,150円（消費税込）

年間13冊発行

（通常号11冊・増大号1冊・増刊号1冊）

送料無料でお届けいたします！

各号の詳細は弊社ホームページでご覧いただけます.
☞www.zenniti.com/

※各号定価2,750円（本体2,500円＋税）（増刊・増大号を除く）

編集主幹：宮野佐年　医療法人財団健貢会総合東京病院
　　　　　　　　　　　リハビリテーション科センター長
　　　　　　水間正澄　医療法人社団輝生会理事長
　　　　　　　　　　　昭和大学名誉教授

No.266　編集企画：
小山照幸　鴨川市立国保病院病院長

Monthly Book Medical Rehabilitation　No.266

2021 年 10 月 15 日発行　（毎月 1 回 15 日発行）
　　　　定価は表紙に表示してあります．
　　　　　　Printed in Japan

発行者　　末　定　広　光
発行所　　　株式会社　全日本病院出版会
〒 113-0033　東京都文京区本郷 3 丁目 16 番 4 号 7 階
　　　　　　電話　(03) 5689-5989　Fax　(03) 5689-8030
　　　　　　郵便振替口座 00160-9-58753

印刷・製本　三報社印刷株式会社　　　　電話　(03) 3637-0005
広告取扱店　㈱日本医学広告社　　　　　電話　(03) 5226-2791

Ⓒ ZEN・NIHONBYOIN・SHUPPANKAI, 2021

・本誌に掲載する著作物の複製権・翻訳権・上映権・譲渡権・公衆送信権（送信可能化権を含む）は株式会社
　全日本病院出版会が保有します．
・ JCOPY ＜(社)出版者著作権管理機構　委託出版物＞
　本誌の無断複写は著作権法上での例外を除き禁じられています．複写される場合は，そのつど事前に，(社)出版
　者著作権管理機構（電話 03-5244-5088, FAX 03-5244-5089, e-mail: info@jcopy.or.jp）の許諾を得てください．
・本誌をスキャン，デジタルデータ化することは複製に当たり，著作権法上の例外を除き違法です．代行業者等
　の第三者に依頼して同行為をすることも認められておりません．